精神科看護
THE JAPANESE JOURNAL OF PSYCHIATRIC NURSING

2020.8 CONTENTS
vol.47 通巻 335号

JN122896

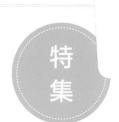

特集

虐待に対する
精神科看護の役割とは

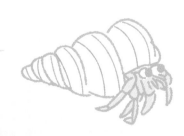

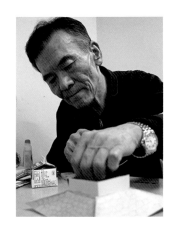

虐待に対する
精神科看護の役割とは

- ◉ 家族関係のひずみから発生する虐待 ◉
- ◉ 家族の不安に配慮した虐待支援 ◉
- ◉ 訪問看護における虐待事案への支援 ◉
- ◉ アディクションという視点からみる虐待 ◉

特集にあたって

◉編集部◉

弊誌の特集で「虐待」について取り上げるのは，はじめてのこと。虐待問題は，1つの機関のみの介入で解決できるものではない。そこには職種・他機関を超えた連携が欠かせない。そこで今回の特集では，虐待問題における精神科病院・精神科看護師の果たすことのできる役割について検討していきたい。

まず巻頭記事では，虐待に関する基礎知識として，この十余年における虐待へのとらえ方の変遷や虐待のリスク要因と保護要因を概観する。その次に，精神科病院における虐待事案への支援の方法について，精神看護専門看護師（CNS）の立場から，事例をもとに解説する。ここでは，虐待事案に対応する精神科看護師の役割として，家族内力動の調整に焦点があてられている。また，訪問看護における虐待事案へのかかわりを紹介した記事では，目下課題となっている虐待にのみを注視するのではなく，虐待者・被虐待者の希望や望む生活のあり方に寄り添った包括的なかかわり（それが地域ケアの醍醐味でもある）の重要性が述べられている。特集最後の記事では「アディクションという視点からみる虐待」と題し，嗜癖の観点から虐待を考えることによって導かれる支援の方法について検討を試みている。

2020年7月現在。新型コロナウイルスの脅威から逃れるため，多くの人の生活は閉じられたものとなっている。閉塞感はストレスを高じさせる。そのため，虐待事案へのさらなる注視が必要となってくるだろう。

家族関係のひずみから発生する虐待

子どもの生涯を守るために

執筆者

国立研究開発法人国立成育医療研究センター
社会医学研究部（東京都世田谷区）
看護師／保健師／公認心理師／
動機づけ面接トレーナー

三瓶舞紀子 さんぺい まきこ

子ども虐待とは

「子ども虐待（以下，虐待）」とは，何か。「児童虐待の防止等に関する法律」では，①子どもに殴る・蹴るなど暴行を加える「身体的虐待」，②子どもにわいせつな行為をしたり，させたりする「性的虐待」，③食事や保清など子どもに必要な世話をしない「ネグレクト」，④子どもの正常な発達を妨げるような暴言や拒絶的な対応をする「心理的虐待」と定義している[1]。

児童相談所での虐待相談件数の推移では，2006（平成18）年度には「身体的虐待」が約4割と最多であったが，2016（平成28）年度には「心理的虐待」が約半数を占めるようになった[2]。心理的虐待が急増した理由は，2004（平成16）年から家庭内暴力（DV）を子どもが目撃することも心理的虐待に含まれるようになったこと[3]，その後，警察がDV事案への積極的な介入および体制を確立したこと[2]，夫婦での口論など相互的なものの目撃も心理的虐待として通告されるようになってきていることなどが背景にあり，児童相談所への通告が増えたからだと考えられる。

また，厚生労働省は「子ども虐待対応の手引き 平成25年版」において，きょうだいへの虐待の目撃も心理的虐待として示しており[4]，虐待

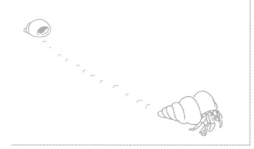

の定義は，暗黙裡に身体的虐待を主としていた一昔前に比べて，含まれる範囲が拡大してきている。さらに「身体的虐待」として定義が見直されたわけではないが，昨年，児童福祉法等改正法[*1]が成立[5]，子どもに体罰を加えることが禁止され，2020（令和2）年4月から試行された。たとえ「しつけ」のためであっても子どもをたたくことはできなくなったのである。

虐待はなぜまずいのか

　虐待を受けていた子どもは，児童青年期の心理的問題[6-8]，問題行動[8]や薬物依存[9]が生じやすく，その後の生涯にわたり，精神疾患[10-14]や身体疾患[14, 15]に罹患しやすいことが多くの研究で報告されている。また，次の世代の子どもに同じように虐待をする[16, 17]，いわゆる世代間連鎖を3倍から5倍引き起こしやすい[18]とされる。つまり，虐待は，その人の生涯にわたって，場合によってはその次世代の子どもまで，心身の健康を脅かし続ける。虐待から子どもを守ることは，人間の生涯の健康を守ることとほぼ同義といえるかもしれない。また，虐待をしている親もそうせざるを得ない，なんらかの不健康または機能不全の状態にあることが多い。親もまた支援を必要としているのである。

どのような親や家族が
虐待を引き起こしやすいのか

　虐待を起こしやすくする要因を虐待のリスク要因，起こしにくくする要因を保護要因という。

表1　虐待のリスク要因と保護要因

親の要因	若年[19,20]，失業（雇用状態）[20]，片親[20]，アルコール・薬物依存[19-21]，うつ病[20]，高い不安状態[20]，低い自己肯定感[20]，精神疾患[20]，予期せぬ妊娠[20,22]，先行する虐待[23-25]，子ども時代の虐待経験や悪い親子関係[20,26,27]，依存的で攻撃的な親の性格[26]，過去の犯罪歴[20]，易怒性／過敏性[20]，コーピングスキル[20]，子どもを問題児として認識していること[20]，ペアレンティングの方法[20]，育児ストレス[20]，個人的ストレス[20]
子の要因	年齢（若年）[19,28]，早産[19]，未熟児[19]，以前の本人やきょうだいの虐待被害[27,29]，精神または身体の疾病や障害[27]，女児（性的虐待）[27]，社会的能力[20]，問題行動[20]
家族の要因	家庭内暴力（DV）[20,24-27]，世帯収入（経済的困難）[20,24-26,28]，家族の人数[20,28]，親子関係[20,27]，夫婦仲[30]，家族関係に葛藤がある[20]，家族のむすびつき[20]，結婚満足度[20]
社会的要因	社会的孤立[27]，ソーシャルサポート[20,30]

これらの要因は，親個人の要因，子どもの要因，夫婦・家族の要因，社会的要因に分けて考えることが多い（表1）。虐待のリスク要因が多いほど，また保護要因が少ないほど，虐待が起こる可能性は高まる。個人の虐待のリスクを査定する場合には，一般的な要因だけではなく，個人がもつリスク要因と保護要因を検討する必要がある。また，これらの要因は，それぞれが独立せず，互いに影響しあい，虐待のリスクを高めたり減じたりする。たとえば，未熟児で生まれたミルクの飲みが悪い子をもつ母親がいたとする。母親Aは，大学を卒業した後，大企業に正規職員として勤務，経済的に裕福で，現在は育

＊1　児童虐待防止対策の強化をはかるための児童福祉法などの一部を改正する法律。

児休業取得中である。未熟児の世話について情報を集め，理解する能力が高く，また，赤ちゃんがミルクを飲んでくれる方法を試行錯誤する経済的・時間的な余裕がある。母親Bは，高校卒業後，非正規雇用として勤務，常に失業と収入の心配があり，育児休業取得はできない。情報を集めて理解する能力は低く，経済的・時間的な余裕もない。保育園には入園できたが，仕事と育児の両立と睡眠不足で，ミルクを飲んでくれず泣いてばかりの子どもに正直うんざりしている。母親Aと母親Bを比べたときに，母親Bのほうが虐待リスクは高いことはおわかりだろう。しかし母親Bに，もし子どもを頻回に預かってくれる祖父母が近所に住んでいたら，または，母親Bには子ども時代に年の離れた未熟児の妹の世話の経験がもしあったら，どうだろう。いずれも虐待の保護要因であり，虐待が起こる可能性はそれら保護要因がない場合よりも低くなる。

家族関係と虐待

　家族の中心は夫婦である。夫婦関係の始まりには，「男性は家族を養うお金を稼がなければ価値がない」「家事は夫婦均等に行うべきだ」などの価値観のずれ，または，食事の好みや就寝時間などの生活習慣のずれが生じ得る。こうしたずれを「私たち夫婦のやり方」におさめていくことに失敗し，どちらかに負担の偏ったやり方で成り立つようになった夫婦関係があると，子育てを始めたときにそのひずみが顕在化し，虐待の背景となりやすい。

　子どもが生まれると，夫婦は親という役割を

新たに得る。健康で機能的な家族では，親と子どもの間に適度な世代間境界がある。世代間境界というのは，家族を1つの家族システムとしてとらえたときに，夫婦がつくる「夫婦下位システム」と，子どもたちがつくる「子ども下位システム」があり，その下位システムの間には世代間の境界がある，という考え方である。この境界は強すぎても弱すぎても家族機能を不健全なものにし得る。たとえば，夫との関係がうまくいかない母親が，息子に対して，自分の理想の夫になるよう仕立てようとしたり，息子と密着して夫を家族から排除したりするような場合は，世代間境界が弱くなっていると考えられる。これが高じた際には母親から息子への性的虐待が生じ得るし，本来は「夫婦下位システム」が決めるような子どもが担うべきではない責任（たとえば，家庭の経済的問題の解決やそのための判断）を子どもが負うような事態が生じ得る。反対に，境界が強すぎることも虐待に発展し得る。親は通常，子どもの成長のために，境界を越えて子どもの精神発達水準までおりていき，子どもの立場で子どもの能力や意思を考えたり，感じたりしようとする。（これらをする能力が親に備わっていない場合も含めて）境界が強すぎる場合，親は子どもの現実を無視した要求を押しつけたり，子どもとしては当然の要求を拒絶したりすることにつながっていく。たとえば，3歳の子どもに対して「自分で片づけができない」と怒ったり，6歳の子どもに「こんな漢字も書けないなんて，おまえはダメだな」と嘲笑したりする。

　虐待において家族をとらえ，介入しようとするときには，前述の虐待のリスク・保護要因を参照しながら，個々の家族員の特徴と全体の関

係性を把握することが重要である。

家族関係を考慮すべき事例

1) 事例1：身体的虐待・ネグレクト

　両親と2人きょうだいの4人家族。2人きょうだい末子Aは，「おまえみたいな手がかかるのがいるからうまくいかない，仕事もやめられない」「お父さん（夫）とうまくいかないのはおまえのせいだ」と，日常的に両親から食事抜き，無視，長時間にわたり裸で外に立たされる虐待を受け，また，長子Bからも暴力を受けていた。ある日，保育園からの通告でAは児童相談所に一時保護となる。その1か月後，Bが通う中学校の担任はBの腹にある複数のあざを見つけ，児童相談所へ通告した。しかし，Bは児童相談所の保護スタッフを避けて自宅に戻らず，事実確認すらできない状況が続いている。

2) 事例1解説

(1) 虐待の心理として考えられること

　この両親は，たとえば，思うように仕事ができない，人間関係が築けない，夫婦関係が築けていない，思うように家事ができないなど，自分を無力と感じていると推測される。また，その原因を，「自分は運が悪いんだ」「ほかの誰かが悪いんだ」と感じていることが多い。また，無力感があるため，自分の行動を変えることで状況を好転させられる可能性は低いと感じ，自信がない。このような心理状態で何かうまくいかないことがあると，強い欲求不満に陥り，攻撃衝動が生じる。この攻撃衝動を充足させる対象として子どもを利用したり，立場の弱い子どもを思いどおりに支配したりすることで，自分のコントロール感を取り戻そうとする。そうすることで，自分の心理的安定を保とうとする。子どものせいにして子どもを攻撃したり，子どもを力で抑え込んで支配欲を満たしたりすることで，社会生活や夫婦関係において感じるみずからの欲求不満に向き合わずにすむのである。自分や夫婦間など親個人や夫婦下位システムで本来解決すべき心理的問題を，世代間境界を越えて子どもに押しつけているともいえる。

(2) きょうだいからの暴力が起こる背景

　ほかのきょうだいが暴力を振るう場合は，親から暗にまたは明示的に命令されて，させられている場合が多い。これとは別に，家族外の弱者に対して暴力を振るうようになることがある。これは，弱い者には強く出て，強い者には弱く出る，というような勝ち負けだけの人間関係や，問題を力（暴力や立場の強さ）で解決しようとする考え方や態度を家庭で学習してしまっていることが考えられる。つまり，これまで養育された家庭で（場合により保育施設や学校でも）そのような人間関係や問題解決の仕方にずっとさらされてきた結果，それがその子にとっての"あたりまえ"になってしまうのである。このように暴力を振るっている子どももまた，支援を必要としていることがほとんどであり，現在大人からの暴力を受けていないという理由で無視してはいけない。子どもが2人以上いる場合は，きょうだい間の関係性や各々の子どもへの支援の必要性を同時に査定し，介入を検討する必要がある。

(3) Bへの虐待が生じた理由

　上記例では，親の心理的安定を保つ機能をもつAという対象が一時保護によって家庭内に不

在となった。このため，この機能を維持するような親の行動が生じ得る。保護されたAへの攻撃性を維持したまま，ほかの子どもへの脅しで代替えされ，新たな攻撃対象としてほかの子どもへの虐待にいたる場合もある。たとえば「あいつ（A）が悪い子だから一緒に暮らせなくなった。おまえもAみたいに連れていかれるぞ」と残りの子どもであるBを脅し，Aの身代わりにBへ暴力を振るうことでAの代替えとしてBを利用する。そうすることで親は心理的安定を保とうとする。上記の例のBは，Aの身代わりとして暴力を振るわれただけではなく，親から「Aが悪い子だから連れていかれた」と説明された。Bは，自分もAのように「悪い子」として連れていかれるのではと恐れ，自分を保護してくれる児童相談所スタッフを避けてしまうことになった。このような家族に介入する際には，きょうだいを含めた家族間の関係を考慮したうえで，あらかじめ介入方法を検討する必要がある。

3）事例2：性的虐待

　小学校4年生の女児Cは，母親と義父との3人家族である。母親は，1年前に義父との再婚により経済的に安定した生活を送れるようになった。ある日，新しい父親（義父）が自分の布団に入り，下着のなかを触ってくる，怖い，性器が痛いと，Cは母親へ打ち明ける。学校の養護教諭に相談したところ，Cから母親へ話してみるよう強く勧められたためであった。しかし，母親はその話を聞くなり，「お父さんがそんなことするわけないじゃない」とCを怒鳴りつけた。Cが母親へ告発したことを知った義父は，「Cが将来嘘つきにならないか心配だ」「でもCのことを許してあげよう」とあたかも理解のある親

のようなことを言い，母親の前ではCに対してやさしく振る舞った。母親ははじめ義父に対して多少の疑念をもっていたものの，そのような義父の様子に次第に義父が正しいと思うようになり，「あんなこと言ったのはあんたが嘘つきだから。なおさないと」と義父の前でCを罵倒したり，たたいたりするようになった。また，母親不在時の義父のCへの性的行為は次第にエスカレートし，小学校5年生になった日に義父の性器を挿入された。血のついたシーツを母親に隠れて洗いながらCはどうすれば死ねるかを考えていた。

4）事例2解説

　母親がパートナーの子どもへの性的虐待を否認して子どもを守れないことは少なくない。母親の否認は，母親が情緒不安定であったり，精神的に未熟または脆弱であったり，パートナーへの経済的または情緒的な依存度が高い場合は特に生じやすい。また，性的虐待の加害者は子どもにその行為を秘密にするよう脅したり，人に言えない恥ずかしいことだと感じるように操作していることが多く，子どもが誰かに打ち明けること自体が非常に難しい。もし，打ち明けたにもかかわらず助けが得られなかったり，状況が悪化したりするようなことがあると，再度子どもから打ち明けてくれることはますます困難となる。この事例では，勇気を出してCが打ち明けた養護教諭の対応がまずかった。夫婦関係を考慮せず，子どもから母親へ直接伝えさせたばかりか，その後何もフォローしなかったために，養護教諭の介入によって，母親からの身体的・心理的虐待と義父の性的虐待の助長を招くことになってしまった。被虐待児に介入する

際には，こうした夫婦関係における子どもとの関係性を考慮したうえで介入方法を検討する必要がある。

5）事例3：心理的虐待（DV）

　5歳の女児Fは両親と3人家族である。母親は，もともと大うつ病があり精神科へ入院後，通院していた。妊娠がわかったときから継続して，保健師が月に1度，家庭訪問や電話で母親の様子を聞いたり相談に乗ったりしてきた。Fが5歳になる少し前，母親は父親の失業をきっかけにうつ状態が悪化し，2か月間入院後，現在は退院に向けて外泊を始めた。外泊へ出る際に，担当看護師からFの父親へ，母親には家事をさせないこと，子どもの食事の世話や寝かしつけなどは父親に担当してほしいことを具体的に伝えた。父親は，看護師に穏やかな口調で「はい，わかりました」と言い，外泊へ出かけた。1週間後，外泊から戻った母親の腕には大きなあざがあった。外泊中，父親は「おまえのせいで仕事をクビになった」「おまえがしっかりしていないから，俺が責められる」と母親を殴ったり蹴ったり，暴言，暴行を加えていた。

6）事例3解説

　この事例では，看護師が家族関係の十分な査定をせず，また，父親に家事や育児を担当することに対して十分に話を聞くこともなく，外泊へ出してしまった。看護師の指導がきっかけとなり，家庭内暴力が（おそらくは）再発した。家族に対して看護師がみている面は，その人の一面にすぎないという意識をもつことが大切である。家族関係は家族内で生じ，各々の家族員が家族外にみせている顔と同じとは限らない。

患者の支援をやみくもに家族に指導，依頼するのではなく，家族関係を査定し，家族の話もよく聞いたうえで，場合によっては，担当医と連携して訪問看護部門（精神科訪問看護や家事支援の検討など），または精神保健福祉士と連携して地域の担当保健師を含めた退院支援を行うなど，病院外の支援も含めて検討したほうがよいこともあるだろう。

〈引用・参考文献〉
1）厚生労働省：児童虐待の防止等に関する法律（平成十二年法律第八十二号）. https://www.mhlw.go.jp/bunya/kodomo/dv22/01.html（2020年7月6日最終閲覧）
2）厚生労働省子ども家庭局：児童虐待防止対策の取組状況について. https://www.mhlw.go.jp/content/11920000/000349144.pdf（2020年7月6日最終閲覧）
3）厚生労働省：「児童虐待の防止等に関する法律の一部を改正する法律」の施行について. https://www.mhlw.go.jp/seisakunitsuite/bunya/kodomo/kodomo_kosodate/dv/dl/131025_8.pdf（2020年7月6日最終閲覧）
4）厚生労働省：子ども虐待対応の手引き（平成25年8月改正版）. https://www.mhlw.go.jp/seisakunitsuite/bunya/kodomo/kodomo_kosodate/dv/130823-01.html（2020年7月6日最終閲覧）
5）厚生労働省：児童虐待防止対策の強化を図るための児童福祉法等の一部を改正する法律の公布について. https://www.mhlw.go.jp/content/01kaisei_tsuuchi.pdf（2020年7月6日最終閲覧）
6）Dvir Y, Ford JD, Hill M, Frazier JA：Childhood maltreatment, emotional dysregulation,and psychiatric comorbidities. Harvard Review of Psychiatry, 22（3）, p.149-161, 2014.
7）Sheikh MA：Childhood physical maltreatment, perceived social isolation, and internalizing symptoms—a longitudinal, three-wave, population-based study.European Child&Adolescent Psychiatry, 27（4）, p.481-491, 2018.
8）Lansford JE, et al：A 12-year prospective study of the long-term effects of early child physical maltreatment on psychological, behavioral, and academic problems in adolescence. Archives of

Pediatrics and Adolescent Medicine, 156 (8), p.824-830, 2002.

9) Cicchetti D, Handley ED : Child maltreatment and the development of substance use and disorder. Neurobiology of Stress, 10, 2019.

10) Lindert J, et al : Sexual and physical abuse in childhood is associated with depression and anxiety over the life course—Systematic review and meta-analysis. International Journal of Public Health, 59 (2), p.359-372, 2014.

11) Karatzias T, et al : Evidence of distinct profiles of Posttraumatic Stress Disorder (PTSD) and Complex Posttraumatic Stress Disorder (CPTSD) based on the new ICD-11 Trauma Questionnaire (ICD-TQ). Journal of Affective Disorders, 207, p.181-187, 2016.

12) Quenneville AF, et al : Childhood maltreatment, anxiety disorders and outcome in borderline personality disorder. Psychiatry Research, 284, 2020.

13) Cheng TC, Lo CC : A Longitudinal Causal Analysis of Impact Made by Collaborative Engagement and Service Receipt on Likelihood of Substantiated Re-Report. Child maltreatment, 20 (4), p.258-267, 2015.

14) Sumner SA, et al : Violence in the United States Status, Challenges, and Opportunities. The Journal of the American Medical Association, 314 (5), p.478-488, 2015.

15) Wegman HL, Stetler C : A meta-analytic review of the effects of childhood abuse on medical outcomes in adulthood. Psychosomatic Medicine, 71 (8), p.805-812, 2009.

16) Ellonen N, et al : A multifaceted risk analysis of fathers' self-reported physical violence toward their children. Aggressive Behavior, 43 (4), p.317-328, 2017.

17) Putnam-Hornstein E, et al : A population-level and longitudinal study of adolescent mothers and intergenerational maltreatment, American Journal of Epidemiology, 181 (7), 2015.

18) Jaffee SR, et al : Safe, Stable, Nurturing Relationships Break the Intergenerational Cycle of Abuse—A Prospective Nationally Representative Cohort of Children in the United Kingdom. Journal of Adolescent Health, 53, p.4-10, 2013.

19) Doud AN, et al : Prematurity and neonatal co-morbidities as risk factors for nonaccidental trauma. Journal of Pediatric Surgery, 50 (6), p.1024-1027, 2015.

20) Stith SM, et al : Risk factors in child maltreatment: A meta-analytic review of the literature. Aggression and Violent Behavior, 14 (1), p.13-29, 2009.

21) Thornberry TP, et al : Adolescent risk factors for child maltreatment. Child Abuse & Neglect, 38 (4), p.706-722, 2013.

22) Guterman K : Unintended pregnancy as a predictor of child maltreatment. Child Abuse&neglect, 48, p.160-169, 2015.

23) Putnam-Hornstein E, et al : Risk of re-reporting among infants who remain at home following alleged maltreatment. Child Maltreatment, 20 (2), p.92-103, 2015.

24) Ngiam XY, et al : Child maltreatment syndrome: demographics and developmental issues of inpatient cases. Singapore Medical Journal, 56 (11), p.612-617, 2015.

25) Quiroz HJ, et al : Identifying Populations at Risk for Child Abuse—A Nationwide Analysis. Journal of Pediatric Surgery, 55 (1), p.135-139, 2020.

26) van Ijzendoorn MH, et al : Annual Research Review Umbrella synthesis of meta-analyses on child maltreatment antecedents and interventions—differential susceptibility perspective on risk and resilience. Journal of Child Psychology and Psychiatry, 61 (5), p.272-290, 2020.

27) Assink M, et al : Risk Factors for Child Sexual Abuse Victimization—A Meta-Analytic Review. Psychological Bulletin, 145 (5), p.459-489, 2019.

28) Li D, et al : Predictors of re-entry into the child protection system in Singapore—A cumulative ecological-transactional risk model. Child Abuse&Neglect, 38 (11), p.1801-1812, 2014.

29) Parreco J, et al : National risk factors for child maltreatment after trauma—Failure to prevent. The American Surgeon, 85 (7), p.700-707, 2019.

30) Schofield TJ, et al : Safe, Stable, Nurturing relationships as a moderator of intergenerational continuity of child maltreatment—A Meta-analysis. Journal of Adolescent Health, 53 (4), p.32-38, 2013.

家族の不安に配慮した虐待支援

執筆者

社会福祉法人恩賜財団済生会支部
埼玉県済生会鴻巣病院（埼玉県鴻巣市）
精神看護専門看護師／精神科認定看護師
抱井洋介 （かかい ようすけ）

はじめに

　埼玉県済生会鴻巣病院（以下，当院）は埼玉県北部に位置する，約400床の精神科単科病院である。筆者は2015（平成27）年から当院の精神科救急病棟に所属し，2020（令和2）年からは精神看護専門看護師（以下，CNS）として勤務している。筆者らは虐待の疑いのあるケースに対して，チームメンバーと一緒に悩みながらも本人と家族にかかわりをもった。本稿では，本人の想いを支え，同時に家族の支えを増やすような介入を続けるなかで，家族内の関係性に変化の兆しがみられたケースについて紹介する。

障がい者虐待のわが国における現状

　厚生労働省によると，2018（平成30）年度の養護者による障がい者虐待の相談・通報件数は5,331件であり，2017（平成29）年度から増加（4,649件から5,331件）している[1]。また，虐待の事実が認められた事例1,612件のなかで，被虐待者数の内訳の障害種別では，身体障害19.7％，知的障害53.0％，精神障害36.7％，発達障害3.3％であった[2]。また，被虐待障がい者のうち，行動障害がある者が全体の26.7％を占めていた。

このように，被虐待者は知的障害，精神障害をもつ者が多く，また行動障害をもつ者も多い。そのため，支援者は精神科病院に入院する患者に対して，常に虐待の可能性も考慮に入れながら情報収集やアセスメントを行っていく必要があると考えられる。

2012（平成24）年に施行された「障害者虐待の防止，障害者の養護者に対する支援等に関する法律」（障害者虐待防止法）では，障がい者虐待の定義や通報義務が明記されている。しかし，精神科病院に入院している患者の支援を行うスタッフは，それぞれに状況の受けとめ方は異なる。また，入院によって本人が保護されている状況下では，虐待に関する切迫性が薄いため，通報への戸惑いも生じやすい。スタッフが虐待の疑われる情報を得た際，時に本人の立場，あるいは家族の立場に自分自身を投影し，本人や家族を責めるような感情が湧くことも少なくない。特に，虐待に関しては「どこまで・どのように・どのタイミングで踏み込んだらよいのか」という困難さもあり，その結果，支援に行き詰まりを感じてしまうことすらある。そのため，十分な支援を行うためには，医療チーム内での十分な話し合いが必須であると考えられる。筆者も日々迷いながら，チームメンバーとともによりよい支援のために格闘している状況だ。

実際の介入の判断について

当院では入院する患者に対して，入院時に身体状況を綿密に観察し，不自然な怪我などがないかをていねいに確認することで，身体的な虐待がないかという確認を行っている。また，心理的虐待や性的虐待，ネグレクトなどに関しては，本人や家族，関係者の言葉などから自宅などでの状況を聴取している。病状や特性によっては本人の意思疎通が困難である場合もあり，そもそも被虐待体験自体が話しづらいことでもあるため，患者本人との関係性づくりが重要である。入院後しばらく経ってから，ようやく虐待体験が話されることも多い。加えて，患者本人に虐待を受けている自覚がない場合や，また家族も虐待を行っているという自覚がない場合もある。アセスメントや虐待の判断にあたっては，アウトリーチチームや訪問看護，行政など自宅の様子をくわしく知るさまざまな関係者からていねいに状況を聴取することが重要だ。

こうして得られた情報から緊急性を判断し，「そもそも虐待の疑いがあるケースとして取り扱うのか」「どのように介入するのか」をチームで十分に検討を行い，具体的な支援の方法を計画している。

家族内力動について

厚生労働省の調査では，「虐待の発生要因や状況」として「虐待者が虐待と認識していない」45.6%，「家庭における被虐待者と虐待者の人間関係」43.0%，「被虐待者の介護度や支援度の高さ」25.9%，「虐待者の知識や情報の不足」24.8%，「虐待者の介護疲れ」22.0%，「家庭における経済的困窮（経済的問題）」19.2%があげられると報告されている[2]。つまり，虐待者も苦悩し，場合によっては知識がないため，あるいは被虐待者のことを想うがあまり，虐待に相当する行為にいたっているケースも少なくないのである。

また，患者の精神状態や行動障害が介護者だけではどうにもならない状態であるがゆえに，「自分たちだけでなんとかしなくては」と家族が焦りや無力感によって患者に暴力を振るってしまっているケースも少なくない。こうした，「なぜ，虐待が起こっているのか」の背景を検証していくことが重要なのである。当院では，特に，家族同士のつながりが過度に強い場合，逆に極端に弱い場合など，患者との感情の交流に過不足が生じている家族や，特定の家族員に負担が偏っている家族，精神疾患であることが受容し難い家族，医療に対して拒否的な家族などにはチーム内で情報を共有しながら，意識的にサポーティブなかかわりをもっている。

症例紹介

1）症例の概要

　患者はA氏，10代の女性である。うつ病，軽度知的障害の診断であった。学生時代にいじめを受けていたことがきっかけで症状が出現し，これまでもたびたび，自傷行為や多量服薬，また，咳どめ薬をはじめとする市販薬の多量服薬を行い，入退院をくり返していた。A氏は，両親と兄との4人暮らしであった。今回の入院目的は咳どめ薬の離脱期のフォローの予定であった。入院後，離脱症状はなかったが，入院数日後にリストカットがみられた際に，「お母さんとお兄ちゃんに，家で毎日，毎日強く怒鳴られている」「首を絞められたこともある」「そのたびに自分でも死のうと考えてしまう」という発言があった。ただし，実際の虐待の有無については確認できていなかった。入院時直後のチーム

カンファレンスでは，通報の必要性についても検討されたが，家族と本人に医療チームとして支援をしていく方針としていた。

2）かかわった期間

　X年Y月上旬〜約2か月間

3）CNSとしてのかかわりの立場

　筆者は，A氏の担当であったB看護師から「家族が本人を虐待している疑いもあるなか，どのようにかかわったらいいのかわからない」と，CNSとしての相談依頼を受け，コンサルティ中心のケースコンサルテーションを行った。

4）介入した内容

(1) 本人の希望を確認する

　まず，担当看護師とともに本人の希望を確認することにした。A氏は，最初は現状に対する不満や今後の不安を言葉にするのが難しい側面もあったが，時間をかければ紙に書くことができることがわかってきた。A氏と紙面上のやりとりを続けるなかで，A氏は，「自宅で両親と暮らしたい」「でも，両親は私がリストカットしたり，死にたいと言ったときにどうしていいのかわからないみたい」「そういうときにたたかれる」「いつか好きな人ができたら，お嫁さんになりたい」など，本人の希望，同時に苦悩や困り事が具体的に表出されるようになった。

(2) チーム内連携の強化

　担当看護師にはA氏にかかわるスタッフを増やし，多方面から介入することを提案した。そこでA氏も交えて，多職種カンファレンスを実施した。カンファレンスでは，本人から「お嫁さんになって旦那さんを支えたい」「動物のお

世話をしたい」などの発言があった。

そこで，病棟担当の作業療法士と連携し，個別作業療法の実施を依頼した。作業療法の際には，本人の「お嫁さんになりたい」という夢の実現を見すえて，主に料理を行うことにした。このように作業療法士と連携を行うなかで，「手順を整理するとていねいに行える」「細かい作業も行うことができる」など，普段の生活だけではみえづらい本人の強みを引き出すことにもつながった。

また，公認心理師とも連携し，心理検査を踏まえ，本人のストレス耐性やコーピングスキルを高めるための方法やかかわり方を一緒に検討した。さらに，現在の本人・家族の心理状況についてのアセスメントなどを看護師とともに実施した。

医師や薬剤師とは，こうしたかかわりの内容を常に共有し，そのつど，衝動性などを評価しながら薬物調整・服薬指導を行った。

(3) 両親への介入

両親への介入は公認心理師とも連携し，慎重に行った。具体的には，両親への介入においては，医療者が批判や脅威を与える立場にならないようにメッセージの伝え方・言葉の選び方を工夫した。

たとえば，支援者がすぐに結果を出そうとするあまりに，両親に対し，「こうするべきだ」「そんな接し方は間違っている」というような指示的・批判的な態度で接すると，両親は安心して医療者を頼ることが難しくなってしまう。そのため，支持的・肯定的なメッセージを伝えることを念頭においてかかわった。

また，とくに「虐待」という言葉のもつネガティブな印象はとても強いため，「虐待」という言葉を用いることで，両親が医療者に対する強い反発や不信感をもつことにつながりかねないと考えた。そのため，「虐待」という言葉の使用は避けることにした。

さらに，このような態度や姿勢についてはチーム内でも共有し，統一した対応ができるよう心がけた。

入院直後は，①家族が不安に思っていることや疑問を表出できること，②家族が安心して休息できることを目標とした。主に病棟看護師と担当の精神保健福祉士が介入を行い，関係構築に努めながら，自宅での家族関係について，ていねいに聴取した。特に面会時には，家族のたいへんさを聞き，いままでの苦労をねぎらい，できていることを支持し，受けとめるほか，家族自身の健康の保ち方などを話題にした。また，本人の状態や，スタッフのかかわりや工夫についても母親と共有した。

母親は，入院直後には「あの子はどうしようもない」「何回言ってもわからない」などと話していたが，スタッフがかかわりを継続するなかで，「Aとのかかわりで困っている」「どう対応したらいいか」「Aの状態が悪いときに，どんなふうに声をかけたらいいのか」などの心配事や苦悩が徐々に聞かれるようになっていった。暴力についても，「正直，手をあげてしまうこともあります」という発言もあった。

(4) 自分を傷つける行為への理解を深める

チーム内でカンファレンスを重ね，本人から聴取した「こんなふうに接してもらえると楽になる」という内容を，自傷行為のメカニズムと合わせて「Aさんへの『かかわり方』―『自分を大切にできない行動』にまつわること」と題したパンフレットを作成した（表1）。それを用い

て，本人，両親，兄を含めて，スタッフとともに話し合いをもてる場をくり返し設けた。話し合いでは，A氏ががんばっている様子，A氏の強み，こちらのかかわりの様子を伝え，両親が責められていると感じないように，適宜，両親の感想を聞きながら進めた。両親からの暴言や暴力，A氏の自傷行為にまつわることだけではなく，ネガティブなニュースを安心して伝え合えるようになるための方法や，その日，その日を家族みんなが穏やかに生活できるようになるための工夫や，退院後の過ごし方，社会資源の利用方法などについても家族とともに検討を重ねた。面談には公認心理師も同席し，両親や兄が自傷行為を知ったときの「どうしてよいのか，わからなかったときの気持ち」「驚きや戸惑い」「怒り」などを話題にした。

(5) 取り組みの結果

　こうした取り組みを続けるなかで，A氏は徐々に自傷行為の回数が減り，スタッフに気持ちを話すことも増えてきた。入院後半，スタッフへの手紙には「みんなに支えてもらって生きているんだな」「私1人だけじゃないんだ」「みんながついているんだ」というA氏の感想が記されていた。また，家族からは話し合いや面談のなかで，「これまでもいろいろ試してきたんです」「でも，うまくいかなくてつらかったんです」「自分たちだけで抱え込んでいたら，うまくいかないとわかりました」と苦悩や無力感がにじみ出るように語られた。

　コンサルテーションを受けたB看護師からは，「最初は，本当にどうしていいかわからなかった。でも，自分1人ではできないと決めて，いろいろな人に頼ったら，楽になった。相談すると光が見えると感じた」という感想があった。

表1　使用したパンフレットの一部

○○さんへの「かかわり方」について―「自分を大切にできない行動」にまつわること
済生会鴻巣病院スタッフ一同

本パンフレットの目的
- 「自分を大切にできない行動」のメカニズムを知り，ご本人とご家族で理解を深め合う
- 「自分を大切にできない行動」を，安心して伝え合える関係になる
- 「自分を大切にできない行動」をしながらも，その日その日を家族のみんなが穏やかに生活できるようになる

「自分を大切にできない行動」の「引き金」―「こういうことをきっかけに具合が悪くなりやすいです」
- 友だちとのケンカ
- 将来のことを「どうすんの！」と言われる
- 生理前2週間イライラ落ちつかない
- 体形や顔のことを言われる
- 夕方からの時間は調子が悪いことが多い

習慣を変えることはとても難しいことです
- ご家族自身も誰かに支えられることが必要です！つらさを分け合いましょう。
- 我慢しないでください！
- 専門家に頼りましょう！

「応援団」を増やしましょう！　親御さんも「グチ」をこまめに吐き出せる場所をつくりましょう！

具体的な相談先
- ○○市役所障害福祉課保健センター
- 障害者生活支援センター○○
- ○○保健所
- 精神科救急情報センター
- 家族会
- 精神保健福祉センターデイケアスタッフ
- 当院精神保健福祉士
- 当院医師

　A氏と家族は，さまざまなサポートを受けながら，当院への外来通院を継続し，現在は虐待行為はみられず，地域での生活を行っている。

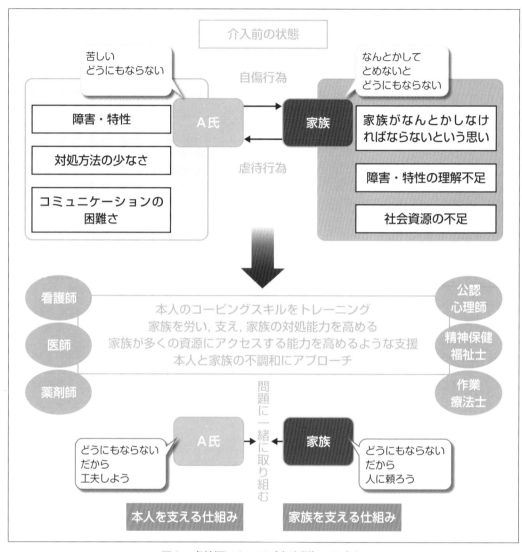

図1　虐待疑いケース（本症例）への介入

おわりに
―精神科看護師の役割とは

　虐待や暴力のエピソードを聞いた看護師は，時に「本人が悪い」「家族が悪い」などの二分法的思考に陥ってしまうことがある。その思考にとどまってしまうと本人や家族の希望を無視した治療方針にもなりかねない。また，そうした思考に足を絡めとられないためにも，「虐待や暴力は，本人や家族，身近な人の苦しさの発露である」という視点が重要であると考える。

　精神科看護師は，本人や家族の想いの一致点を探して，すり合わせることをとおし，その実

現のために他者とのつながりを調整する役割を
もっている。つまり，虐待を行っている家族を
「困った人」と責めるのではなく，「困っている
人」としてサポートする姿勢をもち，本症例の
ように【本人と同時に家族への支援】【家族が多
くの社会資源にアクセスする能力を高めるよう
な支援】【本人と家族の不調和にアプローチす
ること】などを行うことが重要であると考える
（図1）。

　森田ら[3]は，在宅精神障がい者を支援する訪
問看護師が，虐待まではいたらない不適切な介
護に対応するなかで生じる困難感についての実
態を明らかにする調査を行っている。調査では，
不適切な介護を認識した看護師に生じる困難感
として，【問題とする事実を表面化することの難
しさ】【虐待者と被虐待者に同時にケアする難
しさ】【介入することへのためらい】などの5つ
のカテゴリーを明らかにしている。虐待に対応

する際に感じる，こうした困難感やためらいは，
精神科入院治療でも重なるところが多い。さら
に，こうした困難感やためらいを取り除くため
にも，B看護師が「相談すると光が見えると感じ
た」と話したように，私たち看護師を含め，多
職種がそれぞれの専門性を認めた形でさまざま
なつながりをもつことが重要であると考える。

〈引用・参考文献〉
1）厚生労働省：障害者虐待対応状況調査〈養護
者による障害者虐待〉経年グラフ. https://www.
mhlw.go.jp/content/12203000/000578656.pdf（2020
年6月21日最終閲覧）
2）厚生労働省：平成30年度障害者虐待対応状況
調査〈養護者による障害者虐待〉. https://www.
mhlw.go.jp/content/12203000/000578657.pdf（2020
年6月21日最終閲覧）
3）森田牧子, 渡辺多恵子, 山村礎, 習田明裕：在
宅精神障害者を支援する訪問看護師が抱える困
難感—虐待とグレーゾーンの狭間で. 日本保健
科学学会誌, 21（1）, p.14-22, 2018.

訪問看護における虐待事案への支援

他機関との連携と虐待当事者へのケア

執筆者

訪問看護ステーションりすたーと
（埼玉県さいたま市）
所長
藤田茂治 ふじた しげはる

同 看護師／保健師
栁本治雄 やなぎもと はるお

はじめに

　訪問看護ステーションりすたーと（以下，りすたーと）はさいたま市北区にあり，精神科に特化した訪問看護ステーションである。WRAP®の視点を精神科訪問看護に取り入れており，詳細については，ぜひホームページ（http://www.beliefplus.co.jp/）をご覧いただければと思う。

　さて，今回の特集，「虐待に対する精神科看護の役割とは」であるが，精神科の訪問看護場面ではしばしば虐待の疑いがある事例に出会うことがある。

　厚生労働省では虐待を「身体的虐待」「性的虐待」「ネグレクト」「心理的虐待」の4つに分類している。筆者らは虐待に対してひとかたならぬ想いがあるが，文字数の関係上それぞれに対しての説明は省くこととする。

　在宅の場面では，「ネグレクト」や「心理的虐待」を目にすることが多い。精神科訪問看護という特性上，もうすでに精神科医療につながっている事例が対象になるからであるが，時には身体的な虐待事案もなくはない。加害している

当事者はそれを虐待だと気づいていないこともよくあり，精神疾患をもっていることによる，自身の情緒やコントロールの不安定さにより，結果的に虐待案件として取り上げられ，母子分離，児童相談所への保護となるケースも見かける。精神科病院に勤めている，あるいは精神科の地域ケアに従事していると，母子分離をはかるために調整するケースは少なくない。やむを得ないケースがほとんどではあるが，母子分離を調整するときに，家庭内力動を外部のものが力を加えて変化させてしまうことに対して筆者らはいつも迷いが生じる。もちろん，正当な理由や根拠があり，児童相談所という公的な専門機関がかかわり，子どもの権利を守るために必要なことではあると知りつつも，その人の人生の責任を背負うことができない外部の者が判断してよいのであろうかと迷うのである。

　自分で判断ができる年齢，状態であればいいかもしれないが，子どもの場合，あるいは精神疾患を患っている場合は外部の力で力動を変化させることが比較的容易にできてしまうということを懸念している。だからこそ，精神科に従事する者は感情的ではなく，自分の支援によって生じ得ることについてよく検討する必要がある。家庭内力動の話はここで深く掘り下げることでもないので，このあたりで終わりとする。

　本稿では保健センターからの依頼で訪問看護に入り，訪問看護師が保健センターや児童相談所と連携し，児童相談所に介入をお願いして保護にいたったネグレクトの事例と，保健師が介入した身体的虐待案件のケースと2つの事例を紹介したいと思う。なお，個人情報が特定されないように事例は加工してある。

インターネットに熱中して
養育に問題を抱える

　30代女性，生活保護受給中。躁うつ病との診断をうけ，近くのメンタルクリニックへ通院している。23歳で結婚し，男児2人を出産した。夫のDVから逃れてA市に引っ越し，離婚調停中である。ODなどをくり返し，精神科病院への入院歴も複数回あり，子どもは2人とも児童相談所へ保護された。訪問看護を開始する1か月前に小学1年生の長男だけ自宅へ帰ってきた。帰ってきてからすぐに昼夜逆転などが出現し始め，登校もままならない状態となった。

　本人は毎日のように保健センターへ電話をかけてきては，不安なことや日常の報告などをしていた。保健センターの保健師より訪問看護の依頼があり，訪問看護の導入となる

1）訪問看護の経過

　訪問看護導入時の面接では，「仕事をして生活保護を切りたい」「ゆくゆくは下の子も引きとりたい」「情緒が不安定で大量服薬してしまう。自分で自分のコントロールがしたい」という希望を語った。面接時，長男も自宅にいたが，隣の部屋にこもっており，扉を閉めて出てくることはなかった。長男の様子については「かんしゃくを起こす」「ゲームをしていて昼夜逆転している」と語るが，「でも大丈夫です。ご飯も食べさせていますし」と現在の状況の深刻さなどは理解できていない様子であった。

　週2回の訪問を開始し，生活の様子を把握することにした。また，訪問を夕方にし，長男とも会える可能性を模索したが，長男は寝ている

か，扉を閉めて出てこないかのどちらかだった。長男が起きているとき，ゲームで自分の思うとおりにいかなかったのか，かんしゃくを起こして叫ぶ声が聞こえることもあった。起きている様子のときには扉越しに声をかけるが，返答はなかった。本人は長男が学校に行かずひきこもっていることについて問題意識はあるものの，どうしてよいのかわからない様子であり，しかし，どこか表面的で重大なこととは感じておらず，長男とはかかわりをもとうとせず，ほとんど放置の状態であった。

本人もインターネットの配信（ツイキャス，ふわっちなど）に時間のほとんどを費やしており，昼夜逆転傾向であった。朝は起きられないため，子どもを学校に送り出すこともできない状態で，ゴミ捨てなどもできていなかった。そのため，訪問時間を朝に変更した。訪問時間が夕方のときには週に2回訪問看護を受けられていたが，朝に変更すると起きられないことが多くなり，ドタキャンが増えた。朝に会えないときには夕方に時間を変更して訪問していた。朝に訪問ができたときには，ゴミ捨てを一緒に行うなどの家事支援をすることもあった。

そのような状況であっても，本人は訪問看護師が来ることに対しては好意的であり，表面的ではあるが，訪問場面で「変わりたい」などの発言が聞かれた。朝の訪問看護を受けられるように，訪問看護の前日は夜のツイキャスなどはやめておくように約束するが，結局昼夜逆転はおさまらなかった。ツイキャスなどで知り合った人の家に遊びに行くと言い，山梨県や大阪府などへ突然行ってしまうこともあった。そうしたときは実家の母親を呼び，子どもの面倒を見てもらっていた。実家の母親も本人に注意はす

るものの表現が柔らかく，本人にはまったく届かない状況であった。本人の母親も，ことの重大性や自身の娘の状態については表面的なとらえ方しかできていない様子であった。

訪問看護場面では相変わらず優等生的な発言をくり返し，自身の行動や子どもに起きていることの重大性などは理解できず，ただその場の欲求にもとづいて衝動的に行動している様子が続いた。

主治医に現状を伝えるが，明確な指示，方針はなく経過していた。保健センターの保健師も定期的に訪問し，子どもの学校の先生とも協力して訪問することもあったが，学校の家庭訪問も継続的には行われなかった。そのつど，状況を振り返り，朝の訪問での生活リズムを整えることを行ってきた。朝の訪問で会える確率は50％程度で，インターネットで知り合った人の所へ突然出かけてキャンセルになることも3，4割程度あった。インターネットで知り合った友人とトラブルになった際には，定期的な訪問看護を受けれていたが，長くは続かなかった。

現状を打開する方法が見当たらずにおり，いままでは子どものご飯の準備，調理などはしていたが，徐々に買ってきたものを与えるだけになり，子どもが好きなときにあるものを自分で食べるというようになっていった。このままでは子どもへのネグレクトが強くなっていくため，児童相談所へ相談した。しかし現在のところ，生命に危機があるような切迫した状態ではないため，保護するのは難しいというのが児童相談所の見解であった。しかし，状況の確認，定期的なモニタリングの必要性を伝え，保健センターと児童相談所に月1回の定期訪問をお願いした。

　訪問看護の際には，この状況では子どもの教育の機会が奪われてしまっていること，子どもに何かしらの発達の問題がある可能性が高いこと，本人が自身で養育するのは難しい状況であることなどを説明し，保護してもらうことを提案した。しかし，本人はここでも，「大丈夫です。自分でできます」「昼夜逆転の生活を治します」などと，優等生的な発言をし，保護してもらうことには難色を示した。児童相談所としては，母親がSOSを出して保護をお願いするか，子ども本人が保護してほしいと希望があれば保護することはできるが，現在の状況では強制介入は難しいということであった。訪問看護に加えて，保健センターと児童相談所の定期訪問をくり返し，本人に寄り添いながらも保護を勧めた。徐々に保護してもらうことに柔軟な対応になり，保護してもらうことに同意した。児童相談所と同行で訪問し，長男を再度保護することになった。

　長男が保護されたことにより，ツイキャスに熱中する頻度が高くなり，インターネットで知り合った人に会いに行くなど，その場の感情，欲求のみで行動し，ドタキャンが増えた。ある程度は想定していたことでもあり，確実に訪問を受けられると約束できるのが週1回だったため，本人と相談し，確実に訪問を受ける約束をして訪問看護の頻度を週1回に減らした。そのなかで，再びツイキャスでの人間関係のトラブルなども起きるようになり，訪問看護の場面で相談するようになった。長男がいなくなったことでいったんはブレーキが外れることを想定しており，その状況につきあうということを約束していた。

　1か月ほどが経過し，ようやく今回のことについて振り返ることができるようになった。自分自身のさびしさ，温もりを欲する気持ちなどについて話してくれるようになり，それを受容し，共感的な態度で接した。本人から，「このような事態になったが，どうすればいいか」という相談を受けることも増えてきた。子どもを引きとることはしばらくおいておき，自分自身の生活を立て直すことを話し合い，訪問看護の頻度を増やした。現在も訪問看護継続中であるが，キャンセルの頻度は下がっており，生活の立て直しに向けてともに家事をしたり，傾聴をして本人の気持ちに共感的に対応を続けている。

この事例のポイントは

　上記のように，養育の問題を抱えているケースに出会うことは少なくない。今回のケースは生活が乱れ，子どもが義務教育を受ける機会が阻害されてしまい，子どもにも何かしらの発達の問題が疑われながらも医療の介入が難しいケースであった。児童相談所と連携し，子どもを保護するということにしたのだが，「はじめに」でも書いたように家庭内力動を変化させることについての迷いはあった。

　訪問看護が導入された時点で生活リズムは乱れており改善を試みたが，インターネットの対人関係に没頭してしまい，悪化を招いた。訪問看護場面では表面的で優等生的な発言が多く，本音を話せる関係性を築くことが難しかった。

　やむを得ず子どもを保護するという判断を児童相談所に依頼することになり，子どもを保護されてからは徐々に関係性は構築されつつある。子どもが保護される前にできることが望ま

しいのではあるが，仕切り直しをし，再スタートを切ることができているため，このまま関係性を深め，本人の希望に近づける看護を提供していくことにしている。現在は訪問看護の場面でWRAP®づくりをメインに行っており，「ゆくゆくは仕事をして生活保護を切りたい」「子どもを引きとりたい」という希望が聞かれている。

「誰も理解してくれなかった」

この事例は，りすたーとの看護師が保健センターで保健師として活動していたときに経験した事例である。とても考えさせられる事例であるため，紹介する。

1）自己紹介（栁本）

私は看護師として2年，保健師として7年の経験を経て，りすたーとに入職した。今回は虐待に関する特集ということで，保健師時代の経験を踏まえてお話しようと思う。

なお，個人情報が特定されないように事例は加工してある。また，"虐待"には「子どもの虐待」と「大人の虐待」が含まれるが，今回は「子どもの虐待」ついてである。

2）イントロダクション

年々，児童虐待の通告件数は右肩上がりである。虐待事例そのものが増えている可能性もあるが，いままでは起こっていても明るみに出ていなかった事例が年々明るみに出るようになってきているという要因も大きいのではないかと考える。これは，法整備が進み，国や市町村・警察などの自治団体と，病院や保育園・学校な

どの機関の連携が強固なものになってきている成果であると思うが，それのみならず，虐待予防に対する世間の意識が高まっていることも背景にあると考えられる。

残念なことに，テレビや新聞などの報道で虐待事例・死亡事例が取り上げられ，世間の話題となることが年に何度もみられる。それらの報道では，往々にして，「親が子どもを放置して出かけていた」「保健師や児童相談所は家庭訪問したが，会えなかった」「日常的な暴力があったが，近隣住民は気づいていなかった」などという報道がされ，保健師や児童相談所だけでなく，地域住民のかかわりについても，それが正しかったのかと問いただされている。どうしたら命を守れたか，どうしたら同じような事例を防ぐことができるのか，虐待事例を取り巻く環境や仕組みについて議論を重ねることは重要である。しかしその一方で，実際に虐待してしまった／虐待されてしまった当事者への対応について報道や議論がされることは非常に少なく，その重要性が軽視されてはいないだろうか。

これからあげる事例は，虐待してしまった／虐待されてしまった当事者について，私が深く考えさせられることになった事例だ。この事例から，私たちが守るべきものは健康や命だけでなく，その人の生活や笑顔や，これからの人生でもあるのだと考えるようになり，いまの私の看護観に大きな影響を与えている。

3）事例紹介

（1）家族構成

妻（以下，本人），34歳。夫，37歳。第1子，長男，7歳。第2子，長女，4歳。第3子，次男，1歳8か月。本人は15歳まで実母の再婚相手か

ら身体的虐待，性的虐待を受けて育っていた。

(2) 経緯

第1子誕生後，子どもの泣き声にイライラした夫が子どもの口を塞ぐ，顔をたたくなどの暴力行為があった。本人に対しても殴る，蹴るなどの暴力，暴言があり，本人からの相談を受けた警察が児童相談所に報告した。それから暴力行為はおさまったものの，少しして夫からの暴言が続くようになり，時々子どもや本人に手が出ることもあったため，本人の反対を押し切り，子どもは一時保護*1された。本人は自罰的感情が増大し，食欲不振や不眠，気持ちの落ち込みが著明となり精神科を受診し，うつ病と診断された。その後，内服やカウンセリングにて本人の精神状態が安定し，夫の反省もみられたため，子どもの一時保護が解除された。

しばらくは平穏な生活をしていたが，第2子が誕生後，泣き声にイライラした夫が本人と口論になった。パニックになった本人は第1子の首を絞める，第2子を風呂に沈める，夫へ包丁を突きつけるなどの行為に発展し，夫が警察に連絡した。再度，児童相談所が第1子，第2子を一時保護することになる。子どもの一時保護後，本人は多量服薬し，自殺をはかったが一命をとりとめる。本人の退院後，夫も洋服で首を絞め，自殺をはかるが未遂に終わる。夫は1か月入院し，双極性障害と診断され，精神科への通院治療を始めた。

その後，夫とは別の男性との間に第3子を妊娠した。新たなパートナーは既婚者で，間もなく音信不通となった。精神科医や保健師から出産や育児は難しいと指摘され，堕胎の提案もあったがそれを押し切り出産する。出産と同時に子どもは保護され，本人は多量服薬をくり返す

ようになった。筆者は，第3子出産から約1年後に前担当から引き継ぎ，本人とかかわるようになった。

(3) 各機関のかかわりと本人の想い

筆者が本人と話をするなかで，各機関の支援とそのときの本人の想いがどうだったかを振り返った。最初の一時保護のとき，保健師の支援が開始された際の情報収集で，本人が過去に親から虐待を受けていたことがわかった。本人は「自分の子どもには同じ想いをさせたくないと思っていたのに，同じ想いをさせてしまった」「私が守れなかったせいで子どもを連れていかれてしまった」「早く子どもを引きとれるように私がしっかりしないと」と話し，治療に必死になっていた。児童相談所を主とする関係機関のカンファレンスでは，夫の精神状態や本人の病状，祖父母の支援などの養育環境について，一時保護解除後の子どもの安全性に関する話し合いが何度ももたれていた。

第1子の一時保護解除後，夫の精神状態や本人の病状，子どもの安全の確認のため，児童相談所が定期的な訪問をしていた。保健師も定期的に訪問し，育児の悩みや予防接種，子どもの発達の相談を受けていた。カウンセリングでは本人が受けてきた虐待について言及されることもあったが，わが子に同じ想いをさせてしまったという自罰的な気持ちをどう受け入れていくかという話が主であった。

*1　一時保護
子どもの生命の安全を確保するため，児童福祉法第33条の規定にもとづき児童相談所長または都道府県知事などが必要と認める場合，一時保護所で一時保護，または児童福祉に深い理解と経験を有する適当な者に一時保護を委託すること（委託一時保護）ができる。

2度目の一時保護の後，「私は親の愛情を受けて育ってこなかったから，自分の子どもにどう愛情を注げばいいかわからない。こんな人間が子どもを育てていいはずがない」「たしかに夫も私も悪かったかもしれないけど，子どもと無理矢理引き離されたせいで，自分も家庭もめちゃくちゃになってしまった」「ずっと児童相談所に監視されているみたいでずっと緊張していた」と話した。また，自ら子どもに手をあげてしまったことを思い出し，そこから自分自身の過去の体験が呼び起こされ，多量服薬にいたってしまったと振り返った。

第3子の妊娠時は，新たなパートナーも虐待を受けて育ったという過去があり，「いままで自分が負ったいろいろな傷を理解して認めてくれた。生まれてはじめて自分という人間を真っすぐ見てもらえて，ずっと背負ってきた傷が少し癒えた気がする」と，自分自身や過去の体験を理解し認めてもらえたことが何よりうれしかったと語った。自分のことを理解してくれた相手との間に子どもができて幸せだったが，支援者に堕胎を勧められ誰も信用できなくなった。やっと子どもが生まれたのにすぐに保護されてしまい，絶望の淵に立たされ多量服薬をくり返すようになってしまったと振り返った。

この事例のポイントは

当時の本人や夫の状況から，子どもの一時保護はやむを得なかった。だが，本人が反対するなか一時保護に踏み切ったにもかかわらず，その後の精神的なサポートは不十分だった。

本人とのかかわりのなかで，少しずつ現在まで

での想いを打ち明けてくれるようになった。そのなかでくり返されたのは，「無理矢理子どもを連れていかれた」「私のことを誰も理解しようとしてくれなかった」というものだ。

筆者は実際に保健師として活動していたが，どうしても子どもの命の安全を優先して考えることが多く，本人や，虐待を受けた子どもへの配慮は欠けていた。要保護児童対策地域協議会という，各関係機関が虐待のある家庭について協議する会議があるのだが，そこでも虐待をしてしまった／虐待をされてしまった当事者の精神的サポートについて協議されることはたいへん少なかった。もちろん，臨床心理士などによる当事者への精神面への支援はされていたが，その情報が各機関で共有され，支援に活かされるにはほど遠い体制だった。

本人とかかわるようになった初期の段階で，筆者は「育児や虐待のことはいったんおいて，あなた自身のこれまでの想いやこれからの将来の生活のことを話していきたい」と伝えた。本人からすれば，育児や虐待のことを前提に支援を受けることがあたりまえだったため，「虐待の周囲の環境」ではなく，「虐待の当事者」に重きをおいた支援を受けることが新鮮で，なによりうれしかったようだった。何度か訪問を重ねていくうちに，本人が小さいころに受けた虐待について涙を流しながら話してくれたり，それを乗り越えて自分の子どもを幸せにしたいと笑顔で希望を語ってくれた。そして訪問しているうちに「もっとはじめのころに自分自身の気持ちが整理できたら，もっと私の気持ちを聞いてくれる人がいたら，こんなに，たいへんなことにはならなかったかもしれない。過去にしてしまったことは変えられないけれど，これからの私

の人生を笑顔で過ごせるようにがんばりたい。昔のことを思い出すのはつらいけれど，話を聞いてもらえて本当によかった」と話してくれた。

まとめ

　私たち医療従事者はよくも悪くも「予防」の観点で物事を考えがちで，ときに「健康や命を守るためだ」という理由で，本人の希望とまったく逆のことをすることもある。たしかに，健康や命はほかの何にも代えられないもので，特に自ら助けを求められない乳幼児や老人においては，周囲の人が早期に発見し，介入することが非常に重要であると思うが，それと同等に，当事者自身の想いに寄り添った支援も必要だと考える。虐待を受けて育った親が自分の子どもを虐待してしまう，いわゆる世代間連鎖を断ち切るためにも，虐待してしまった親自身が癒され，子どもに愛情を注げること，虐待を受けた子どもが癒され親を信頼できることが重視されてもいいのではないだろうか。

　「転ばぬ先の杖」はたしかに必要だが，転んで怪我をしてしまった人がまた立ち上がり，歩き出すための「転んだ人への杖」も，虐待事例における支援者の重要な役割であると思う。

おわりに

　いかがだっただろうか。2つの事例とも児童相談所が介入し，保護になった事例である。一般的な立ち位置で，客観的な立場からも保護はやむを得なかったと思われる。栁本がまとめて

いるように，「転ばぬ先の杖」は大切である。特に児童虐待のケースでは，先に杖を用意しなかったせいで取り返しのつかない事件に発展しているケースも多くある。そういう意味でも慎重に，そして，ある程度覚悟をもって対応することはとても大切なことであるといえる。

　しかし，同時に「はじめに」でもあげたように，家庭内力動を他者が外部から力を加えて変化させるということは考えておかなければならない。2つ目の事例の本人が言った，「もっとはじめのころに自分自身の気持ちが整理できたら，もっと私の気持ちを聞いてくれる人がいたら，こんなにたいへんなことにならなかったかもしれない」という言葉が重く感じられる。

　虐待という表面的な重大なことに目を奪われ，本人たちの気持ちが救い上げられていないことが多く，ただ子どもを取り上げる，分離する，というところに力を注ぐだけでは，本質的な解決にはならないだろう。私たち精神科看護や精神科ケアに従事する者は，こういう事態にしばしば直面する。そこでわれわれのような精神科に特化した訪問看護ステーションを活用してほしい。2つの事例とも，やむなく虐待してしまった本人に対して訪問看護師はアプローチした。「もっと早く気持ちの整理ができたなら……」という言葉に象徴されるように，私たち訪問看護師は本人の味方になり，本人の気持ちを聞き，本人と一緒に考えることができる伴走者になれるのだ。

　事態がどうしようもなくなる前に，保護ということありきではなく，いち早く手を差し伸べることができたとしたならば，もしかしたら救えるものもあるのかもしれない。そのようなことを考えさせられる事例であった。

アディクションという視点からみる虐待

虐待をする人への支援

執筆者

医療法人新久会新泉こころのクリニック
（神奈川県茅ヶ崎市）
臨床心理士
埜崎健治（のざき けんじ）

Aさんの事例から
アディクションを考える

　Aさんは40歳の専業主婦で，夫，Bさん，43歳，会社経営と，長男，C君，11歳，小学5年生との3人暮らしである。Aさんより「息子が来年中学受験なのに，勉強をしないでゲームばかりしている。サボってばかりいるからつい大きな声を出してしまう。このままでは手をあげてしまいそうで怖い。これって虐待でしょうか」と児童相談所に電話が入った。その後，Aさんは通所をするなかで，「言うことを聞かないとつい怒鳴ってしまう。いけないことだとわかっているけどとめられない。おかしいのでしょうか」と涙ながら訴えるようになる。

　「アディクションの特徴としては『やめたくてもやめられない』という行動障害である。そう考えると虐待はアディクションである」[1]と述べられているように，虐待はアディクションとして考えることができる。

　アディクションは大きく3つに分けることができ，1つ目に薬物やアルコールなどの物質への嗜癖，2つ目にギャンブルや買い物や性的暴力などの行為過程（プロセス）への嗜癖，3つ目に共依存などの人間関係への嗜癖に分類できる。いずれも独立したものではなく，1人で複

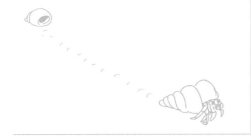

数のアディクションをもっていたり，1つの嗜癖行動が収まった途端に，別の嗜癖が表面化したりするといったこともある。児童虐待は性的暴力と同じ，「力による支配」という行為過程への嗜癖であると理解することができる。

　子どもへの虐待は多くの場合，愛情不足，子育てのストレスの悪化などと考えることがあるが，むしろ依存的な強い愛情がある。コントロールができない感情だからこそ起きているのだ。虐待をする人の多くが子どもに対して，「あなたのためにやっているのだ」と正当化しながら体罰をしたり，不適切なことを強要したりする。

　虐待をしやすい人は，虐待体験があり，貧困であったり，低い教育歴であったりする人々に多いと考えられやすい。その一方で，社会的地位が高い層においても起こり得ることで，複数の要因が重なり合い，虐待にいたる。実際にAさんは有名大学を卒業し，恵まれた家庭環境で育ってきている。経済的にも余裕があり，一見，何不自由なく問題のない家族にみえる。

　虐待をする人に共通にすることは，アディクションと同じで，社会的に孤立していることと，自己評価が低く，他者の評価を過剰に気にすることである。そのため，他者に相談することが苦手（援助希求能力の乏しさ）である。

虐待をする人への支援の2つの側面

　虐待をする人への支援では，本人へのアディクションに対する支援と，養育者としての養育能力と，虐待の危険性のアセスメントが必要である。

　アルコールやギャンブルのアディクションでも，家族や身近な人が巻き込まれて間接的な被害者になることがあるが，虐待は直接的に被害者（被虐待児）がいるということは忘れてはいけない。性加害者支援と同様に，本人支援よりもまず，被害者の安全確保が優先されなければならない。

　ここで，精神科病院でのカンファレンスより各機関の機能・役割について考えたい。

1）Dさんの事例

　Dさん，30歳は長女，Eさん，7歳と2人で暮らしていた。夫とはEさんの妊娠直後に離婚しており，その後は連絡をとっていない。DさんはEさんの出産後に産後うつになり，F精神科病院に通院をしている。半年前から病状が悪化し，Eさんの食事の準備などができなくなり，部屋は散らかっている。Dさんは過量服薬をして救急病院に搬送され，その後，F精神科病院に医療保護入院となる。Dさんの入院後，Eさんは児童相談所に一時保護となる。

2）多機関でのカンファレンス

　Dさんは病状が安定し，退院が近くなってきたので，児童相談所とF精神科病院とでカンファレンスが開かれた（表1）。

　カンファレンスの発言からわかるように児童相談所や市町村子ども支援担当課では親の養育能力と虐待のアセスメントが優先され，精神科などの医療機関では虐待する人の立場に立って支援することが優先されるが，すべての機関で2つの機能と視点を求められている。

表1　カンファレンスの内容

発言者	発言
担当看護師G	Dさん自身も虐待を受けて育ってきており，よい母親でありたいと思いながらどうしていいのかわからず1人で悩んできた。しかし，入院してそのことを相談できるようになり，だんだんと落ちついてきた。離れて暮らしたことでEさんの存在の大きさがわかり，一緒に暮らすことを希望している。退院後は私が訪問看護をしてサポートしていく。
主治医H	薬物調整ができ，病状は安定してきている。入院したことで自分のことの振り返りを担当看護師Gとしている。Dさんの状態を考えると，近日中に退院して外来通院と訪問看護でフォローしていくのが適当だろう。Eさんとの生活ではどうしても保護者の役割を求められるので，負担になり，病状が悪化する可能性がある。また，急変時に適切な危機介入がとれることが同居の判断基準になるだろう。
市子ども支援担当課 保健師I	市として定期的な訪問を行うが，家の状況やDさんが急変した場合に適切な介入をすることが難しい。Eさんが自らSOSを出せるのであればよいが，7歳の子にそこまで期待するのは無理がある。
児童福祉司J	Eさんは，Dさんとの生活について明確な意思表示はない。現段階ではDさんの病状は安定してきたことはわかるが，訪問看護と児童相談所などの訪問だけでは緊急時の対応が難しいので，一緒に暮らすことは難しいかもしれない。

虐待をする人への対応

1) 親の役割を背負わせない

　虐待をする人の支援を行う場合，支援者が親の役割を期待することが多い。しかし，「親だからしっかりしなさい」「そんなことをしたら子どもがかわいそう」など，親の役割を担わせないように気をつける。虐待する人自身も言葉にしないことがあるが，親の役割を担っていないことを負い目に感じていることが多いのだ。相談の場面では，本人の困り感に焦点をあてることが必要である。

　Aさんのように，やめたいけどやめられないと自覚している人もいれば，まずいことをしていると思っていてもそれを認められない人，しつけだと主張して否認を続ける人などさまざまな人がいる。しかし，問題を突きつけるのではなく，相談の場面に来てくれたことを「ありがとう」と言葉にしてねぎらい，本人の困り感を聞き，それに寄り添っていくことが大切である。Aさんの場合にも，正直に話してくれたことをねぎらい，困っていることを聞くようにしていった。そのなかでAさんは，「親の言われるまま勉強をしてきたので，長男が勉強しないことにどうしてよいか困っていた。しかし，夫は仕事が忙しく，夫婦関係もよくない。育児には協力してもらえず，実の親にも相談すると怒られる気がする。ママ友もいなくて，誰かに言えば責められる気がしてずっと言えずにいた」と泣きながら話していた。

　筆者は，C君のお母さんと呼ぶことで親の役割を背負わせないようにAさんと呼ぶようにしている。そして，C君への対応についてだけでなく，Aさん自身のことも尋ねるように心がけてきた。

2) 守秘義務は守られない

　虐待をする人の支援の場合には，守秘義務が守られないことがある。そのことは最初の段階

で伝えることが望ましい。これは，自殺念慮や自殺未遂をした人への支援と同じで，リスクがある場合には児童相談所や市町村の子ども支援担当課へ通告することが必要であるからだ。Aさんの場合も面接のなかで，「勉強もせず成績が落ちてくるなか，約束の時間が過ぎてもゲームをやめなかったので頬をたたいてしまった」と話していた。正直に話してくれたことはねぎらいながらも，そのことは児童相談所の緊急援助方針会議のなかで検討され，厳重注意と学校での見守りの強化を依頼した。

精神科などの医療機関で虐待のリスクがある場合には，「このままにすると重大な事故やとりかえしのつかないことに発展するので，しかるべき機関への報告をします。それがあなた自身の今後を守るために必要なことです」と説明をしたうえで児童相談所などへ通告することが求められている。

3）次回の約束をする

精神科医療の場合，「来る者は拒まず，去る者は追わず」が原則であるが，虐待をする人の対応では面接の終わりには次回の約束をとり，連絡なく当日に来ない場合には様子を聞いて電話をし，次回の予約をすることが望ましい。ほかのアディクションと同じで，虐待する人は他者に相談することが苦手で，困り感を認めたくなく，中断しやすい。中断すると虐待が進み，表面化するときには問題が深刻化して甚大な被害になることが多い。

Aさんの場合も，C君の成績が上がったり，勉強するようになったりすると面接に来なくなることがあったが，連絡をとり，「C君の様子だけでなく，Aさん自身の話を聞きたい。Aさんの

ことが心配です」と通所を促して面接を継続した。

4）愚痴を言えるようにする

先述したように，虐待する人は自分に自信がなく，他者からどのようにみられているかをとても気にする。そのため，弱音を吐いたり，SOSを出したりすることが苦手である。どのようにみているかを言葉にして伝えたうえで，SOSを出すことの大切さについて説明をすることが必要である。

Aさんの場合は，「ご主人に相談できず，両親にも話せないで1人で悩んできたのですね。よくここまでがんばってきたと思います。ここにも一生懸命に通ってこられて，真面目でがんばり屋さんだと思います。もし，何か協力できることがあれば遠慮なく言ってください」とことあるごとに伝えるようにしてきた。人に相談をすることはとても勇気のいることで，怖いことである。だからこそ，くり返しSOSを出せるように促していくことが必要である。

5）ほかの対処方法を一緒に探す

ほかのアディクションと同じで，虐待も不適切なストレス対処法である。まず，不適切なストレス対処法であることを共有し，虐待に代わるストレス対処法を見つけていくことが望ましい。

Aさんの場合には，学生のころ，陶芸サークルに入っていて焼きものづくりが好きだったことを思い出し，陶芸教室に通うようになった。性別，年齢などさまざまな人たちの集まりであり，そこでのたわいのない会話がとても楽しかった。家でもイライラしたり，嫌なことがあっ

たりすると粘土をこねるようになった。粘土を触ると気持ちが落ちつくようになってきた。だんだんと虐待に代わる適切なストレス対処法を見つけていった。

6）問題が解決した後も

子どもが児童養護施設に入所したり，里親に預けられたりして虐待のリスクが軽減（消失）した段階ですぐに支援を終了することは望ましくない。虐待がなくなっても本人の抱える生きにくさが変わらなければ，ほかの対象（アルコール，買い物など）へのアディクションや，心身の症状に変わっていくことが多い。

Aさんの場合も，C君が全寮制の中高一貫校に進学して別居になり，虐待のリスクはなくなった。しかし，学校の長期休みに帰宅したときの対応に不安があると，通所継続を希望する。その後，不眠や抑うつ感が出てきて精神科に通院することもあったが，陶芸教室は続けていて自分の居場所になっていった。そして，C君が進学してから1年後には通所を終了した。虐待のリスクがなくなってからの1年間で心配したことは，依存対象がほかに移ることと，虐待の逆転である。これまで虐待されてきた人が成長するに伴って力関係が逆転する。つまりは，虐待されてきた子どもが親を暴力で支配するようになることである。虐待の場合には往々にして立場の逆転が起き，違う形の力による支配が展開していくことがあるので注意が必要である。

おわりに

今回は虐待をアディクションという視点で考えてきたが，白川が，①児童虐待のサバイバーが依存症になる，②依存症である養育者が児童への虐待行為を行うことを指摘しているように[2]，虐待は児童福祉領域だけでなく，精神科領域とも密接な関係にある。精神科領域では，患者が虐待をしているという形で出会うこともあるだろう。そのときに，虐待をアディクションという視点でとらえるとこれまでと違ったアプローチができるかもしれない。

〈引用・参考文献〉
1）渡部郁子：なぜ虐待は起きるのか？　精神科医が明かす「やめたくてもやめられない」虐待依存症の実態．https://39mag.benesse.ne.jp/lifestyle/content/?id=40697（2020年6月22日最終閲覧）
2）白川美也子：児童虐待と依存症（アディクション），依存症に関連する諸問題．こころの科学，182，p.89-96，2015．
3）小林桜児：人を信じられない病―信頼障害としてのアディクション．日本評論社，2016．
4）埜崎健治：性加害少年への対応と支援―児童福祉施設と性問題行動防止プログラム．遠見書房，2015．
5）松本俊彦：「助けて」が言えない―SOSを出さない人に支援者は何ができるか．日本評論社，2019．

7月は「こころの日」月間
日本精神科看護協会より動画配信中

　日本精神科看護協会（日精看）では，7月1日を「こころの日」*¹と位置づけ，精神疾患や精神障がい者に対する正しい理解を促進すること，こころの健康を考える機会にすることを目的に，全国の47都道府県支部でイベントや講演会を実施しています。

　2020（令和2）年は新型コロナウイルスの感染拡大の影響により，各地でのイベントや講演は中止を余儀なくされました。多くの人々が命や生活を脅かされているいまこそ，「こころの日」の活動をとおして，こころの健康を考え，"身近なところに精神科看護者がいること""いつでも安心して相談できる場所がある"ということ伝えていきたいと思います。

　そこで，精神科で働く看護者から，"大切な人のこころの変化に気づき，アクションを起こしてほしい"という願いを込めて，動画を作成し，YouTubeで配信をしています（https://www.youtube.com/watch?v=Vw0Ro7up6qE）。動画を視聴・拡散していただくことで，多くの人に情報が伝わります。みんなで，こころの健康を考えるきっかけをつくっていきましょう。

＊1　こころの日とは？
　日精看では「精神保健法」（1988年7月1日）の施行にちなんで，1998年より7月1日を「こころの日」と位置づけました。

～大切な人の「こころのピンチ」を見逃さないで～

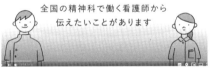

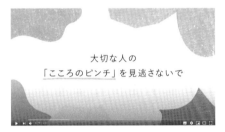

◎こころの日の活動に参加しよう！

◆ご自身や大切な人のこころの健康を考えていただく機会として

◆精神科看護の専門家の社会貢献活動として

・動画を視聴する，SNSでシェアする，「いいね！」を押す，ご家族・友人に送るなど，たくさんの人へ広めてください。

・動画や情報が広がることで，人々のこころの健康を支えることにつながります。

●一般社団法人日本精神科看護協会

　日精看は，全国47都道府県に支部があり，約4万人の精神科看護の専門家で構成する職能団体です。「こころの健康を通して，だれもが安心して暮らせる社会をつくります」を活動理念にさまざまな事業に取り組んでいます。

会長：吉川隆博

住所：〒108-0075　東京都港区港南2-12-33　品川キャナルビル7F

URL：http://jpna.jp/

暴力・虐待について
語り合う
自分たちができることは何か

虐待の問題を考える際，精神科に従事する者が看過できないのは，「医療従事者から患者」への暴力・虐待についてです。今回の座談会では，暴力，虐待に関する率直な意見と，病院における組織としての問題，患者さんに対する「リカバリーやストレングス」という視点の重要性が語られました。

 それぞれの経験から

藤田　令和の時代に変わった現代も暴力や虐待は発生しています。この問題は非常に根深いため，いきなりすべてを解決することが難しい。難しいけれど，自分たちができることはなんなのか。今日はみなさんのご意見をいただければと思います。

僕が以前勤めていた単科の民間精神科病院では暴力や虐待がありました。大学病院から民間病院に移ったときに，それが日常的に行われていることが衝撃的でした。

松本　僕が若かりしころ，先輩には「患者から，なめられたらいかんよ」というようなことはよく言われておりました。そういうことを言っていた先輩は，やはり患者さんに対して上から目線の，管理的な言葉を使っていたし，正直なところ，自分もそういった言葉を使っていました。僕の場合，その病棟での勤務の後で介護保険事業の部署に移ったわけですが，そこではもちろんそういった言葉遣いはしない。サービスは「受けていただくもの」という意識が徹底されており，ていねいな言葉遣いがあたりまえでした。病棟と介護保険事業所との差が激

参加者

訪問看護ステーションりすた〜と
（埼玉県さいたま市）所長
藤田茂治 ふじた しげはる

訪問看護ステーションおあふ
（宮崎県宮崎市）所長／精神科認定看護師
梅原敏行 うめはら としゆき

プラスワン訪問看護ステーション
（佐賀県鳥栖市）統括所長／精神科認定看護師
松本和彦 まつもと かずひこ

関西医科大学看護学部・看護学研究科
（大阪府枚方市）講師
矢山 壮 ややま そう

らいず訪問看護ステーション（石川県七尾市）
統括責任者／精神科認定看護師
宮本満寛 みやもと みつひろ

訪問看護ステーションあいてらす太宰府
（福岡県太宰府市）管理者
鍋島光徳 なべしま みつのり

訪問看護ステーションReafくるめ
（福岡県久留米市）精神科認定看護師
村尾眞治 むらお しんじ

金沢大学医薬保健研究域保健学系
（石川県金沢市）教授
田中浩二 たなか こうじ

山形県立保健医療大学看護学科
（山形県山形市）教授
安保寛明 あんぼ ひろあき

訪問看護ステーションルーナ
（兵庫県神戸市）所長
南 香名 みなみ かな

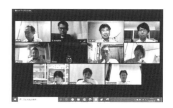

しく，慣れるのに苦労しましたが，介護保険事業所の先輩方からの学びから接遇を強く意識するようになりました。その後に訪問看護に移ったのですが，訪問看護でも同じです。訪問看護は利用者さんに「受けていただくもの」という前提ですから，当然，言動はとてもていねいです。

訪問看護で働いていると，利用者さんに関する情報の収集で病棟に出向いた際，自分の親くらいの年齢の患者さんに対するスタッフの言動が気にかかることがあります。患者さんは状況がうまく理解できないがゆえに同じ言動をくり返さざるを得ないのに，スタッフはイライラして威圧的に「なんしよっと！」と接している。その場面がすごく嫌で，即座にそのスタッフを呼び出して注意しました。本来であれば，病棟の師長などが注意しなければならないのに，日常的になっているから，その不自然さに気がつかないのでしょう。

藤田 訪問看護の場合は，利用者のもとに看護師がお邪魔させていただく。この意識が病棟とは異なるし，訪問看護で働くことで見えてくる不自然さもあります。

南 私の場合，訪問看護以外では大学病院の経験だけなのですが，むしろ接遇には非常に厳しく，先輩にも後輩にも，患者さんに対して気になる言動をとっている人はいませんでした。入職した大学病院では教育担当をしていましたので，いつも新人の教育をするときは，最初に，「自分の家族や大事な人が，看護師からされていたら嫌だと思うことは絶対にしないで」と伝えていました。それで，すっと納得できる人は自分の言動に気をつけながら看護ができるのですが，そこまで基本的なことでも，どうし

てもわからない人もいる。結局，そうした看護師は辞めていってしまい，「教育というのは難しいな」と痛感しました。ですから，なんらかの不祥事を起こしてしまった職員に対する「指導」「教育」は非常に難しいだろうと感じています。

とはいえ，大学病院ではスタッフが3，4年周期で代わるので，それによって新しい風が吹く。看護師と患者さんの関係が刷新されるというような風とおしのよさも，接遇に関して一定の質が保たれていた要因だったのではないかと感じています。

松本 たしかに，多くの場合入院したばかりの患者さんに対しては，乱暴な言葉遣いなどはしないですよね。どうしても長いつきあいとなった患者さんに対してなれ合いが生じて，そこから不適切な接遇が生まれるように思います。

田中 僕が最初に精神科に就職したのは公立の単科病院の精神科です。その病院は，師長たちが精神科以外の科から異動してきた方が多く，師長たちが精神科に対するリアリティショックを受けたという経緯から，接遇や対応に関する職員教育は徹底されていたと思います。

矢山 私は大学病院での経験しかありません。虐待のような場面は目にしたことはないです。ただ，教員として実習病院をまわっていると，学生から「あの看護師さんの患者さんへの対応ってどうなんですか……？」と相談されることはあります。それは病院側と共有させていただいております。

宮本 自分の場合は県立の病院に助手のような立場で最初に入職しました。そこで，かつて"看護人"と言われるような人たちのなかでも，患者さんに対して粗暴な振る舞いをしている人

がいたことを聞かされつつ，看護師として育っ
てきたと思います。ですから，倫理的な側面に
関しては敏感な環境が比較的整っているなか
で，入職したのではないかと思います。ただ，
働いていたのが高齢患者の多い病棟であったた
めに，転倒・転落，徘徊の防止ということで，
身体的拘束が行われていました。いま振り返る
と，（「医師の指示」という前提があり）「患者さ
んを守る」という名目もあったものの，看護師
の業務のスムーズな進行が優先されていた面も
あったのではないかと感じています。

鍋島　精神科の慢性期の病院に勤めたとき
に，たとえば「長期入院患者さんは，社会経験
もなく家族の受け入れも悪いから今後退院する
ところはない。だから，病院のルールにそった
生活を送ってもらうしかない」という雰囲気は
あったと思います。それが明文化されていたわ
けではないのですが，そうした雰囲気は新人入
職者の自分にとって，「それが正論かな……」と
思わせるには十分です。その延長線上に「水を
飲みすぎたら保護室ですよ」「薬を飲まないと
注射ですよ」というような発言はあったと記憶
しています。

先ほど，宮本さんから「看護師の業務のスム
ーズな進行が優先されていた」という発言と同
じく，看護師がマンパワー不足のなかで業務を
スムーズに遂行するにあたって，「隔離・身体
拘束の指示をもらう」ということはありました。
ただ，いまこうして訪問看護に従事していると，
当時は看護師としては患者さんに対する「指導」
「教育」を行っているという，いわば"正義"の
意識があったけれど，いまになると「組織のな
かでは，いかに看護師や業務を中心に物事を考
えていたのか」と痛感します。

梅原　自分も単科の精神科で働いていて，い
ま思えば鍋島さんが言われたように，「看護じ
ゃなくて管理」になってしまっていたと思いま
す。患者さんが退院して地域で暮らしていくと
いうあたりまえのことが具体的にイメージでき
ずに，「その患者さんが病院のなかで落ちつい
て生活をしていくため」の管理や生活指導が中
心でした。ですから，そこから外れたような患
者さんの言動に対しては厳しく注意をしたり，
タバコやお菓子などの嗜好品を不必要に制限し
たり，懲罰的な保護室の使用などもあったと思
います。これは一個人の責任であるというより
は，長期入院の方が多くいる社会的背景もある
と思いますし，「病院全体の雰囲気」による部分
があるのではないかと感じます。

藤田　さて，ここまでみなさんの経験を語っ
てもらいました。その再現性の有無には留保が
つきますが，スタンフォード監獄実験やミルグ
ラムの服従実験，あるいはイラク戦争時のアブ
グレイブ刑務所における捕虜虐待は，権力関係
が不均衡な閉鎖的な環境が人の心理や行動にも
たらす負の影響を示しています。「権力関係が
不均衡な閉鎖的な環境」が，そのままそっくり
精神科病院にあてはまるということではありま
せんが，虐待や暴力について考えるときに，頭
の隅にとどめておきたい点です。ここまでの話
で安保先生，いかがでしょうか？

安保　私の経験のはじめは単科の精神科
病院でした。その後，大学での勤務やACT
（Assertive Community Treatment：包括的地域
生活支援）の立ち上げを兼務しました。次に管
理職として精神科病院で地域移行に従事し，現
職にいたります。すごくラッキーなことに，み
なさんがお話してくれたようなエピソードは，

ほとんどありませんでした。

これまでのみなさんのお話のなかで，問題が発生したり，それに看護師が順応したりしてしまう要因として，「病院全体の雰囲気」や「組織の環境」ということが言われていました。私がいろいろな場面で説明しているのは，病院のヒエラルキー構造が強いと「看護師は医師の下，患者の上」の"真ん中"に位置づくと考えてしまう人が生まれやすいと思います（この図式自体がいいとは思えません）。もしそうなら，その組織の習慣は写し鏡のように表れるので，たとえば医師の看護師に対する関係や，看護師の先輩─後輩関係において非難や指摘が主だったものであれば，その関係性はそのまま看護師の患者に対する態度として表れる。これが高じれば身体的・心理的な虐待にもつながり得る。

また，これまでのお話で公立病院では比較的，患者さんに対する接遇が保たれているということが経験的に語られていましたが，これは公立病院だと公務員規定があるなどの外的な要因によって職員同士での非難や指摘が起こりにくいから，と考えられます。ただ，1つの可能性として，公立病院では予定どおりの業務が行われることが優先されるために，それを阻害するリスクを減らそうと患者さんの自由を制限するということが起こる可能性もあるのではないかと思います。

藤田　なるほど。

安保　あと，見過ごせないのは看護師と患者さんの人数の差です。病棟においては人数として看護師はマイノリティ（少数派）です。そのマイノリティが上回る人数をコントロールしようとするとき，どうしても"力"が使われやすい。それは心理的な"力"であったり，身体的な"力"であったりする。これは教育の場でも同じです。人数として少ない教員が，上回る数の学生をコントロールしようとするときに，"力"が動員される。かつて学校で体罰が横行したのも同じ理由です。だから，短期的にこの問題を解決しようとすると，看護師の人数を増やし，力に頼らない環境をつくる必要がある。もっと言うとですね……，私1人でずっとしゃべっていてもいいですかね（笑）。

藤田　どうぞ，どうぞ（笑）。みんな聞いています（笑）。

安保　ありがとうございます（笑）。では，人権とそれを取り巻く精神医療における法制度について手短かに説明します。

そもそも外来系の診療報酬ができたのは1974（昭和49）年です[1]。任意入院が設置されたのは1988（昭和63）年[2]。1988年以前に精神科に入職した看護師は任意入院がない時代を経験している。もっといえば，1995（平成7）年まで精神障がい者はいわゆる"障害者"の枠に入らず，障がい者としての社会保障もなかった[3]。それからまだ25年しか経っていません。さらには保護者の権利と義務が患者さんの権利を上回るということを意味していた保護者制度が廃止されたのがたった6年前のことです[4]。このように，法整備が遅れてきたことと，先ほど申し上げた組織のあり方ということが絡んで，今回の

---

*1　1974年の診療報酬改定より精神科作業療法および精神科デイ・ケアの診療報酬点数化がなされた。
*2　任意入院制度は1988年の精神保健法の施行により新設された。
*3　1995年，精神保健法から精神保健福祉法への改正にともない，同法第45条により，精神障害者保健福祉手帳制度が創設。
*4　2014（平成26）年の改正精神保健福祉法により保護者制度が廃止された。

テーマのようなことが発生していると考えられます。……まだまだ話すことがありますが，いったん藤田さんに戻します！

藤田　ありがとうございます（笑）。たしかに精神科病院における看護師─患者の関係は，教育現場における先生─生徒の関係に似ていますね。つまり，「こちらがしてあげないと何もできない人」という見方ですね。村尾さんがここで登場です。

村尾　話を聞かせていただいていました。自分は高校を卒業して看護助手として単科の精神科病院に就職しました。いまもはっきり覚えているのは，先輩看護師たちから言われた「患者さんになめられるな」という一言です。

藤田　松本さんと同じだ。

村尾　そうなんです。「患者さんになめられたら仕事できないぞ」と。そんな環境だからこそ，懲罰的なこともありました。ただ，当時はある意味でアットホームな環境をつくろうという意図もあったと思います。しかしそれは，安保先生や藤田さんが言ってくれたように，結局のところ「学校の先生と生徒」というイメージだったのだと思います。

鍋島　やはり，そうした関係性では患者さん寄り添った看護ができないし，管理的な視点が先に立ってしまいますよね。ただ病院のなかしか知らない人は，「自分たちは患者さんのために正しいことをやっている」という発想から抜けられないんじゃないかと思います。「正しいことをやっている」ということに関しては，ある面ではそうなのかもしれませんが，あまりにも「あたりまえ」と考えて反省がなければ，それが管理的なものに傾いていったときに，修正ができなくなってしまうと思います。その先に

は，今回の座談会のテーマになっている暴力や虐待にもつながりかねない危険性があると思います。このことをどうやって変えていくのか，どう気づくことができるのか……。

安保　さまざまな意見はあると思いますが，この座談会のなかで言えることは，入院にいたる前の段階で訪問看護のケアによって状態が落ちつき，地域生活が継続できるという考え方があたりまえの世の中であればいいと思います。もちろん，本当に必要となったときに入院型医療を一時的に使うことはあるでしょうが，とにかく訪問看護が「自分たちが看護をしている以上，批判と管理で抑圧することはしない」と胸を張って言えることが大切だと思います。もっといえば，もし入院になって患者さんが自立的に生活していくことへの自信を失ってしまったとしたら，病院に対して患者さんの自立性を損なわないかかわり方を提案していく。それが本質的な患者さんの権利を代弁する“アドボケート”なのだと思います。

藤田　埼玉で事例検討会を主催していて思うのは，外から変えられることもあるなということです。現実的には病院の内部から変えるのはとても難しい。むしろ，外からできることがたくさんある。病院のなかの人と地域で働く人がつながりあって，そのネットワークが強くなっていくと，おのずと病院のなかも少しずつ空気が変わっていくのではないかと，最近は特に実感しています。

 ## 偏見を取り除くには

松本　私が看護学校の授業や精神科を経験していないような看護師に対して伝えているの

は，偏見や差別についてです。患者さんに対する不適切なかかわりの根底には，偏見や差別があるのだと思います。偏見や差別を抱えたままでは"寄り添う看護"ができるはずもありません。

安保　根本的なテーマだと思います。こうした偏見や差別を解消していくためには，いくつか工夫の仕方があると思います。私はいま偏見や差別の基盤になる概念というのをいくつか調べていますが，その1つに「社会的距離」というものがあります。端的にいえば，社会的距離が遠い／近いによってその対象への偏見や差別への意識が変わる。教育のなかで使いやすいところをいうと，ポジティブな情報と一緒に触れると，基本的には社会的距離は近くなる。私の場合，初回の授業では回復している当事者の方に登壇してもらいます。そうするとかなり高い割合の学生が，自分が予想していたよりも「当事者の人は物事を整理して話せる」とコメントをくれる。時には，「笑いのツボが一緒だったことにびっくりした」なんて書く学生もいます。こうした学生にとっては，いわゆる"精神疾患"への社会的距離が縮まっていくわけです。

もう1つ看護の教育でいうと，ここ数年，国家試験の出題範囲でストレングスを扱うことが打ち出されています。ストレングスがなんのためにあるのかを簡単に説明すると，藤田さんとも一緒にやっているWRAP®も同じですが，「リカバリーとその源泉をきちんと考えよう」という考えです。段階を追って説明すると，藤田さんがよく紹介してくれる方の例で，話をしているときに，ふいに斜め45度をぼんやり眺め始めるという人がいるとしますね。知識がまったくない看護師の場合，「この人，話を聞いてい

ない！」と単に腹が立つだけで終わる。次にその様子を症状としてみる段階にある看護師は，「あ，これ症状が出ている。薬を飲んでもらわなければ」と考えて終わる。次の段階，リカバリーやストレングスを意識できる看護師であれば，「この人はときどき視線をこちらに戻して，自分の話に意識が戻ってきているな」「この人は何かの拍子で意識がそれるけれど，目の前の私と話がしたいとは考えているんだ」ということに気がつくことができる。要するに，リカバリーやストレングスの考えは，その人の人生には目的や意志や希望といった"方向性"があるという考えを前提にしているわけです。

現在の精神看護学教育は，その第3段目に切り替わっている最中だと思います。まだまだ第1段目や第2段目にとどまっている看護師も少なくはないでしょうが，これは時間がかかるかもしれないけど，徐々に「患者さんが話を聞いてくれない」「薬を飲んでくれない」ということではなくて，「……結局，自分たちがケアの方法を知らなかっただけじゃないか……？」と変わってくると信じたいものです。が，前述したように，組織のなかで批判や非難が横行していたり，"力"で誰かを押さえつけようとする雰囲気が残っていると，写し鏡のように，当然，看護師自身のリカバリーやストレングスも無視されますので，患者さんにも同じようなことをしてしまう。結果的に「この組織でどんなにがんばっても意味ないな……」という気持ちになってしまいます。そんな思いを抱いて，病棟から訪問看護に働く場所を変えた人も多いのではないかと思います。

村尾　そうですね。このZoom座談会に参加している訪問看護ステーションの管理者たちは

全員が病院づけのステーションではなくて，独立型のステーションです。私自身，病院の外来部門の訪問看護室から訪問していましたが，そこではうまくフィットできず，独立することになりました。安保先生の話を聞きながら，そのことを話したくて，発言させてもらいました。

田中　自分が基礎教育のときに受けた精神科の教育を思い出すと，1990年代後半に公立の精神科病院に実習へ行ったのですが，そのとき看護師長から，「患者さんに背中を見せたらだめ」と言われました。「なめられたらだめ」というのとよく似ているかもしれないですが，それで「精神科って怖いところなんだなあ」というイメージを叩きこまれてしまい，卒業後は精神科以外の科に勤めたんです。当時，精神科に異動した際には，「すごく怖いところに来てしまった」という思いがありました。だけど，そのときに精神療法を好む先生がいて，その先生が患者さんの話をよく聞き，患者さんの内面を理解しているのを聞いたときに，自分も患者さんと近いところがあると思えたんです。症状と生活世界のつながりが理解できたとき，患者さんに共感でき，怖いというイメージはまったくなくなりました。そのとき，患者さんの心の痛みや内なる力をイメージする能力が大切だと痛感しました。そういう感性や想像力を教育のなかで育てたいのです。患者さんは病によって痛みを抱えながらも，自分たちと同じように夢や希望をもっています。そんな思いに共感でき，患者さんの回復像がイメージできるよう教育していくと偏見は必ず取り除くことができると思います。

矢山　教育の話が出たので紹介しておくと，本学では保健師・看護師統合カリキュラムとい

って，学生全員が看護師のみならず保健師国家試験の受験資格を取得できます。コミュニティにおける生活の視点をもつ看護職を育成するために，1年生から地域の実情を把握する科目を設置しており，人々の生活に触れる実習などをとおして，患者の生活までを視野に入れた看護を学びます。精神看護学領域では2年生の1週間の実習のなかで，外来やデイケアに行っている方々，リカバリーを果たしている当事者の方とかかわる機会があります。そして3年生で病棟実習があります。この"生活"という視点から対象を考えるという経験を経て，3年生の実習で看護問題をたててもらう。どういった視点で問題があがってくるのかは非常に楽しみです。こうしたカリキュラムが軌道に乗れば，大学としても教育の方法が変わってくるし，看護師となった学生が臨床で大切な視点をもって働けるのではないかと思います。偏見をもちながら病棟で働くのではなくて，症状をもちながらでも生活ができることを理解して患者にかかわることのできる看護師が増えていくことを期待しています。

編集部　病棟などで，スタッフが患者さんに対して失礼な言動をとっている場合，スタッフ同士で注意し合えないものなのでしょうか。

安保　風とおしのよい職場では角の立たない注意がしやすいと思いますが，多くの職場では管理職という立場からではないと簡単には言えないと思います。私は管理職だったから，はっきり言えたけれど，ネガティブな場面の指摘は横の関係ではけっこう難易度が高いんじゃないかと思いますね。たとえば，25年以上前の経験をもとに，「障がい者の権利なんて知らん」「リカバリーなんて知らなくても仕事はできる」な

んて言われたら，「時代は変わったんですよ」と言わなきゃいけなくなって，感情的な対立になってしまう。組織のあり方として，業務に関する指示命令を出すのは原則管理職になりますし，看護師の専門性という立場から言っても，本来はその人のやりたいように仕事ができるようにするのが組織のあり方であるので，同僚が指摘をするというのは，看護師に限らず医師でも難しいものがあります。首をかしげたくなるような処方でも，別の医師がそれを指摘するということはほぼないですからね。厳しめにいえば，患者さんにとっての援助を最大化させるというよりは，専門性を守るためにあまり指摘しないということはあり得ますね。

藤田　いまは訪問看護に従事している鎗内希美子さん（訪問看護ステーションぶるーむ）が『WRAP®を始める！─精神科看護師とのWRAP®入門』で話してくれた工夫を思い出します。鎗内さんが勤めていた病棟ではWRAP®のクライシスプランを利用して，看護師全員の〈こんな感じになっていたらクライシス〉という張り紙をステーションの内側に貼り出して共有したのだそうです。これにより患者対応などの場面で「あ，○○さん，いまマズいな。クライシスの状況だな」というときに，ヘルプに入ることができるようになったといいます。誰でも声をかけられる環境をつくる，という意味では面白い取り組みだと思った記憶があります。

安保　いいと思います。割れ窓理論でいえば，大きな犯罪を抑止するためには小さな窓のひび割れを直すみたいなものですね。ここ数年，私は沖縄の病院にいくつかの地域移行や業務改善のためにおうかがいしているんですが，職員の水準を上げるというよりも，職員同士が助け合える環境をつくることに注力しています。特に伝えているのは，「看護師が感じる難しい状況を心理的負担として通常業務のなかでケアしてください」ということです。看護師がつい声を荒げてしまうとか，患者や家族の対応がうまくいかないとしたら，それは心理的負担が大きいということ。心理的負担が大きいケアにつく看護師には，その負担を仕事の時間でケアする後方支援として明確にします。看護師のケアをすることも仕事として明確にすることで，ケアができなくてインシデントに近いことが起きるその前に，予防的に介入ができます。より臨床的にいえば，本格的なクライシスの手前の部分をスタッフが共有できるための仕組みづくりですよね。

せっかくなので言っておくと，「困った状況にあることをはっきりさせる」「困っている状況は助け合う」ことがリカバリーやストレングスの考えで重要な点なのです。決して「まわりを困らせる状況」「自分のことは自分だけでやるべきで周囲に迷惑（な人）」とはとらえないのです。もし，そうした視点をもってしまうと，患者さんになんらかの助けが必要な状況となったときに，「まわりを困らせている」ととらえ，そのこと自体を抑え込もうという発想になってしまいます。そうではなくて，「（患者さんが）困った状況にある」のだから，助けるという発想になれるような文化をつくることができればいいなと思います。特に病棟看護師は1人では仕事が成立させられない，助け合いが前提の仕事なのですから，その雰囲気を患者への援助にも，看護師同士のサポートでも活用できるといいと思います。

（終）

みなさんからの研究論文や実践レポートを募集しています

●精神科看護に関する研究, 報告, 資料, 総説などを募集します!

*原稿の採否

(1) 投稿原稿の採否および種類は査読を経て査読委員会が決定する。

(2) 投稿原稿は原則として返却しない。

*原稿執筆の要領

(1) 投稿原稿に表紙をつけ, 題名, 執筆者, 所属機関, 住所, 電話等を明記すること。

(2) 原稿はA4判の用紙に, 横書きで執筆する。字数は図表を含み8000字以内とする。

(3) 原稿は新かな, 算用数字を用いる。

(4) 図, 表, および写真は図1, 表1などの番号とタイトルをつけ, できる限り簡略化する。

(5) 文献掲載の様式。

 ①文献のうち引用文献は本文の引用箇所の肩に, 1), 2), 3)などと番号で示し, 本文原稿の最後に一括して引用番号順に掲載する。

 ②記載方法は下記の例示のごとくとする。

  i) 雑誌の場合　著者名:表題名, 雑誌名, 巻(号), ページ, 西暦年次.

  ii) 単行本の場合　編著者名:書名(版), ページ, 発行所, 西暦年次.

  iii) 翻訳本の場合　原著者名(訳者名):書名, ページ, 発行所, 西暦年次.

(6) 引用転載について。

 他の文献より図表を引用される場合は, あらかじめ著作者の了解を得てください。

 またその際, 出典を図表に明記してください。

●実践レポートや報告もどんどんお寄せください!

　職場での実践報告や看護の工夫などをお寄せください。テーマは問いません。研究目的, 方法, 結果, 考察など研究論文の書式にとらわれなくても結構です。ただし, 実践の看護のなかでの報告・工夫に限ります。8000字以内でまとめてください(図表・写真含む)。原稿の採否については編集委員会で検討します。

●読者のみなさんとともにつくる雑誌をめざしています。

　「クローズアップの取材に来てほしい!」「こんな特集をしてほしい」「この記事は面白かった, 役に立った」など, 思い立ったことやご意見などもお気軽にお寄せください。お待ちしております。採用の際は原稿のデータをフロッピーなどの媒体で送っていただきます。

送付先　㈱精神看護出版

●TEL.03-5715-3545　●FAX.03-5715-3546

●〒140-0001 東京都品川区北品川1-13-10ストークビル北品川5F

●U R L　www.seishinkango.co.jp/

●E-mail　info@seishinkango.co.jp

人と WORK（作品）

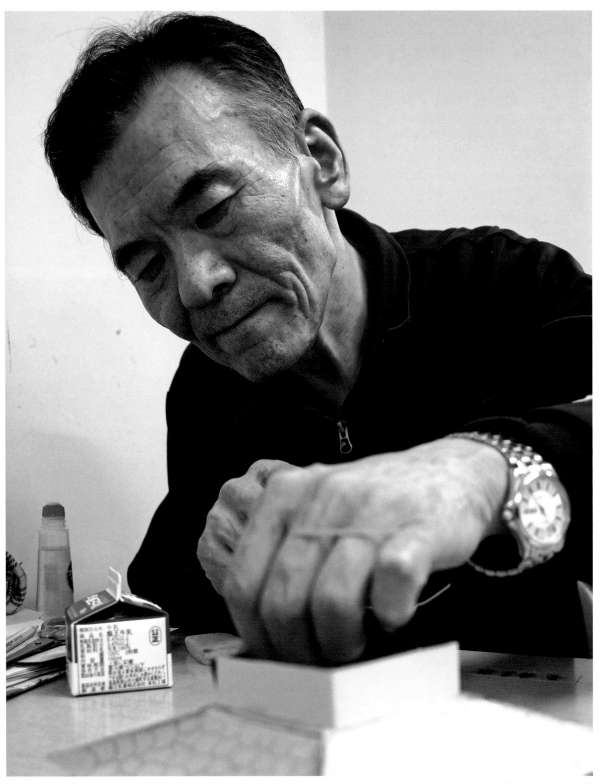

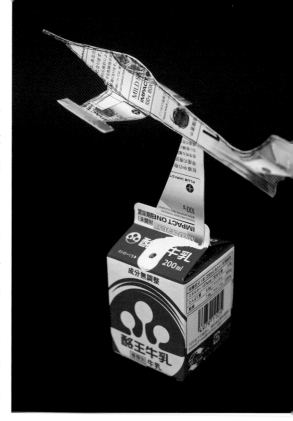

取材のとき，空き時間にホールでぼんやりしていたら，スーパーのチラシの裏に何か書きとめている患者さんがいる。迷いなく，さらさらと鉛筆が走る。ぶしつけながら手元をのぞき込めば，文字のような絵のような，記号のような，何か。楔形文字に近い。というか，楔形文字なのかもしれない。「なんですかこれ？」と聞いても答えてくれない。それはそうだ。聞けばなんでも答えてくれるというのであれば，精神科看護師は患者さんとのコミュニケーションに苦労なんてしない。

患者さんはふと手をとめて，別のテーブルに移る。そこでまた書く。心のなかで「邪魔してごめんない」と思う。しばらくすると，別の患者さんに「そこ，私の席」と言われて，とっとっと，と，速足で（たぶん）自分の病室に戻っていく。「本当に申し訳ない」と思う。取材の終わり，西日の照らす病室に，床頭台に向かう患者さんが見えた。迷いなく，いまださらさら走る鉛筆を，今度は慎重に，目の端だけで見る。

それをすることの動機や目的なんて誰にもわからない（本人にしてもそうかもしれない）。ただ，誰もわからないからこそ，その人の内には不可侵で，それゆえ奪われることのない"自由"が確保されているという予感がある。"神聖な作業"なんていう大げさな言葉が東京へ戻る車中で頭に浮かぶ。その神聖な作業の結果としての"WORK／作品"をなんと呼び習わすかとは別に，その人が内に抱く"自由"に思いを寄せたい（編集部）。

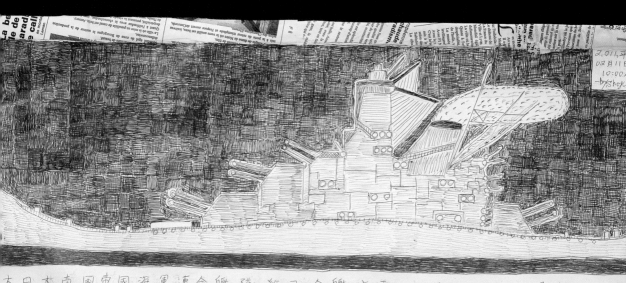

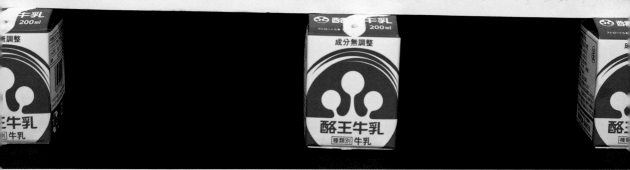

⬆〈3点・トップページ含む〉　清野正二さん　撮影場所：医療法人昨雲会飯塚病院（福島県喜多方市）

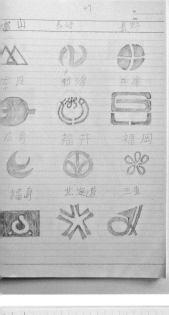
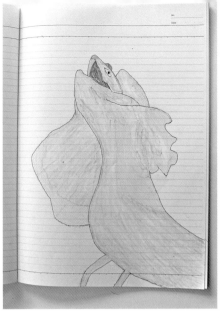
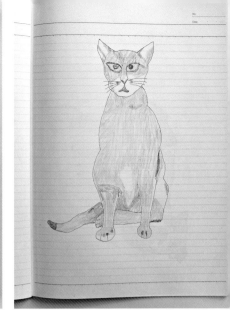

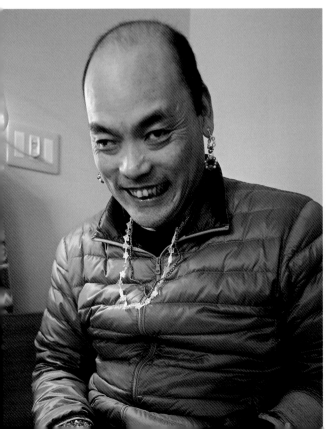
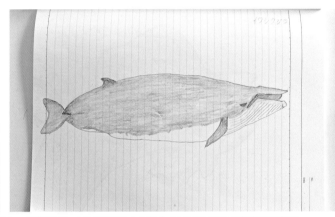

〈5点〉 佐和啓治さん 撮影場所：社団医療法人祐和会北リアス病院（岩手県久慈市）

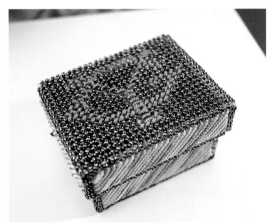

←↑〈2点〉 撮影場所：医療法人圭愛会日立梅ヶ丘病院
（茨城県日立市）

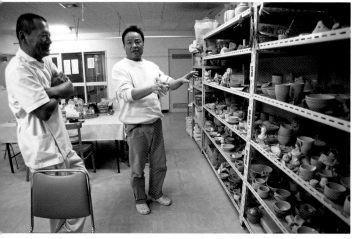

↑〈2点〉　撮影場所：特定医療法人共生会みどりの風南知多病院（愛知県知多郡）

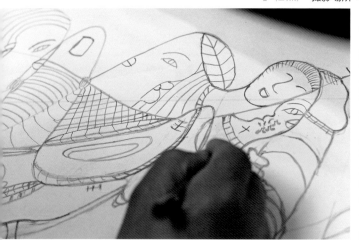

↑〈2点〉　撮影場所：医療法人財団蔦の木会南晴病院（東京都大田区）

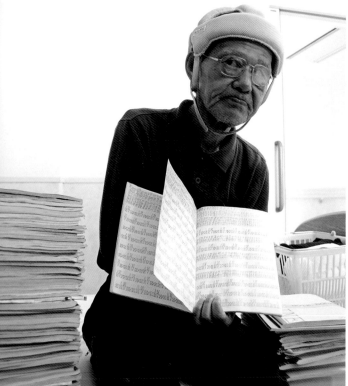

←↑〈3点〉　撮影場所：医療法人慈和会大口病院
（鹿児島県伊佐市）

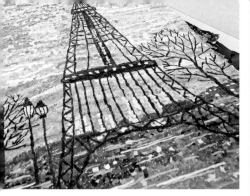

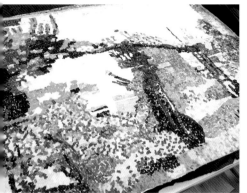

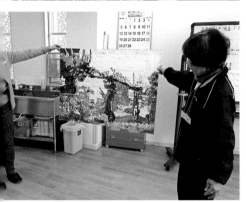

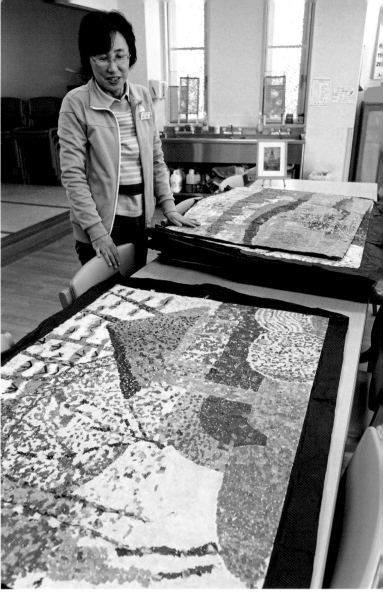

↑〈4点〉　撮影場所：医療法人式場病院（千葉県市川市）

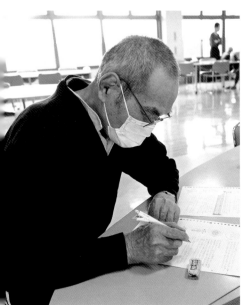

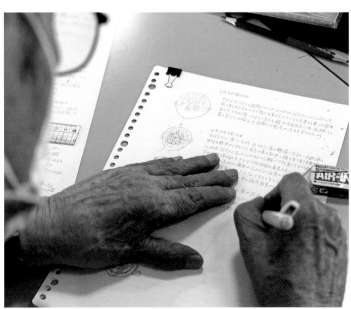

↑〈2点〉　撮影場所：医療法人明心会柴田病院（富山県高岡市）

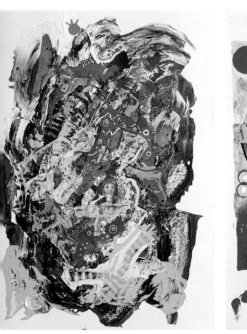

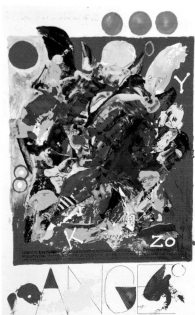

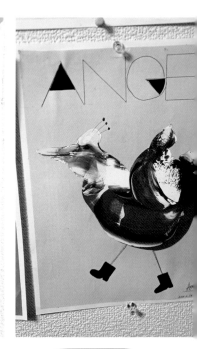

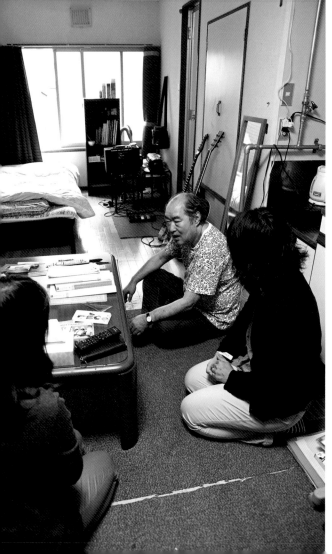

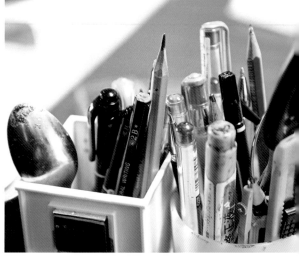

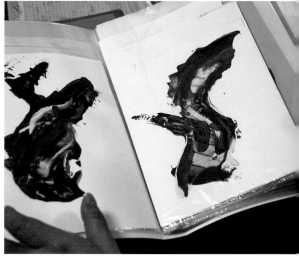

←↑〈6点〉　山口和夫さん　撮影場所：特定医療法人北仁会
訪問看護ステーション 結（北海道札幌市）

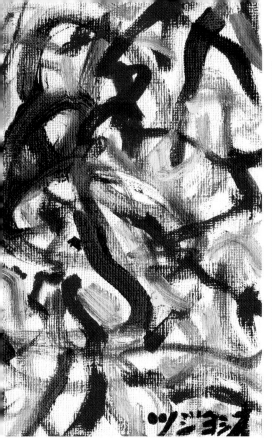

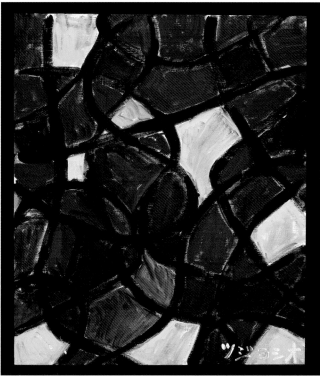

↑〈2点〉 辻良雄さん

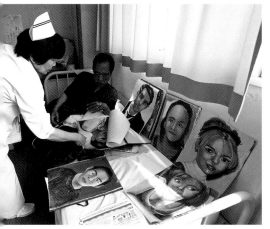

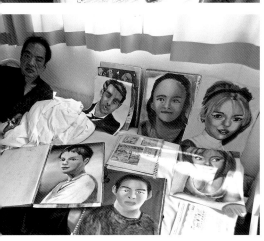

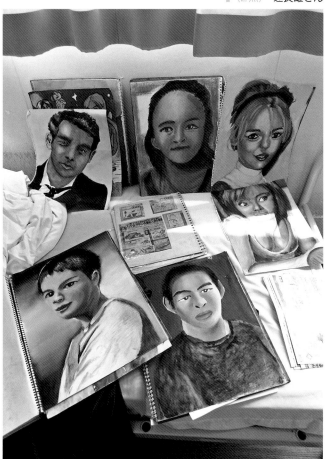

↑〈3点〉 撮影場所：医療法人仁心会松下病院（鹿児島県霧島市）

close up
クローズアップ

アートを介して
地域に

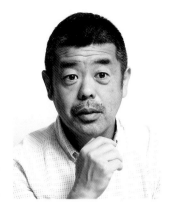

カメラマン・映画監督
大西暢夫 さん

ベッドの枕元に積まれた大学ノート。「そのノート見せてくれませんか?」と尋ねると,よろこんで説明してくれたが,見てもよくわからない。隙間なくびっしりと書かれた文字や数字。その濃密なページに驚いた。

病棟内を歩いていると,何やら分厚い本のようなものを持った人がこっちに向かってくる。無数に付せんが貼られ,年季が入っている。書籍の文字に書き込まれた字が重なり合い,原文がわからなくなっていた。1日1列のマス目と決めているらしい。そこに線がひかれ,家計簿をつけていた。気に入ったフォーマットなのだろう。精神科では,大学ノートか脳波の記録用紙の裏に鉛筆かボールペンで書かれたものが多い。売店で手に入りやすい材料が優先されるからだろう。そこにはタバコ,お菓子,ジュース。翌日もタバコ,お菓子,ジュースとくり返し書かれている。お小遣いの範囲内で買えるもので,使われているのは同じ金額だ。そのくりかえしが何十冊にもわたって書かれていた。いったい,この人は何十年間この病院で暮らしていて,同じお菓子を食べ続けているのだろう?

「家計簿は,退院し,1人暮らしを始めたときの金銭管理のためにつけてもらっています」と担当看護師が教えてくれたが,これは医療的な作業ではなく,すでに家計簿も超え,この人の生きてきた記録なのだと思えた。膨大で緻密な仕事に意味を感じ

て,これらの行為に興味をもった。これはアートなのか? 訓練なのか? 記録なのか? この人は病気なのか?

"病的"にも見える奇妙な作品は,その人の表現や個性だと思えた。精神科病棟に入院している患者さんたちの魅力である。

それが実にオモシロイ!

教育を受けていないアートと呼ばれるアール・ブリュット(Art Brut:生の芸術)。

ヨーロッパなどでは,精神科に入院している患者さんが制作してきた作品がアール・ブリュット作品として名を連ね,その歴史は古い。これまで精神科で自分が見てきたものが,それにあてはまるかどうかはわからない。しかし病気がもっている特性とアートには,どこか密接な関係があるのではないかと,その無限の広がりに大きな可能性を感じた。

そんな諸外国の基盤があることで,これからの日本もアートで変えられる可能性を秘めていると思うのだ。そのために医療関係者以外の人が病院に出入りできるような自由な環境があったら,精神科病棟は大きな広がりをみせると思う。

病院が地域とかかわり,つながるのに,アートを介することがあってもいいのではないか。ものをつくる人たちは,病室やホールで,いまもとめどなくつくり続けている。

精神科看護
THE JAPANESE JOURNAL OF PSYCHIATRIC NURSING
2020.8. vol.47 No.8(通巻335号)

雑誌『精神科看護』広告媒体資料

雑誌『精神科看護』は発行より40年を迎え，精神保健医療福祉分野で仕事をする看護者に向けた専門誌として広く購読されています。精神保健医療福祉の動向にもとづいた特集，調査報告・研究，精神科看護技術に関する連載，最新の精神医学の解説，関連図書の紹介・書評などを掲載しております。

発行：月間（毎月20日発行／本体価格1,000円）／**発行部数**：5,000部
主購読者：精神科病院（総合病院の中の精神神経科含む）・保健福祉施設に勤務する看護者，看護師等養成機関で働く教員（看護者），コメディカル等にご購読いただいております。
判型：B5判／**頁数**：80〜96ページ／**表紙**：4色／**本文**：2色

『精神科看護』広告掲載に関して

雑誌『精神科看護』では随時，広告の募集を行っております。なお，掲載希望号がある場合はお申し込みの際に担当者にお伝えください。

お申し込み方法
お電話（03-5715-3545）にてお申し込みください。
＊掲載号によってはご希望のサイズに沿えない場合がございます。

広告お申し込み締め切り
発行日の50日前（前々月末日）必着

広告原稿締め切り
発行日の30日前（前月20日）必着

入稿に関して
広告原稿はCD-ROMなどを下記の送付先に送付いただくか，メールで送信して下さい。

ご請求に関して
雑誌刊行後，広告掲載誌とともに請求書を送付いたします。

求人広告料金 [掲載場所：表3対向ページ（最終ページ）／色数：2色]

サイズ	囲み枠（天地mm×左右mm）	本文スペース（天地mm×左右mm）	広告料（税別）
1頁	237×151	227×149.5	60,000円
2/3頁	155×151	145×149.5	50,000円
1/3頁	74×151	64×149.5	20,000円
1/6頁	74×74	58×72	15,000円

広告料金

掲載場所	サイズ	色数	寸法（天地mm×左右mm）	広告料（税別）
表4	1頁	4色	190×155	160,000円
表3	1頁	4色	226×155	110,000円
		1色	226×155	60,000円
表2	1頁	4色	226×155	120,000円
		1色	226×155	70,000円
記事中	1頁	2色	220×146	50,000円
	1/2頁	2色	102×146	25,000円
	1/4頁	2色	102×68	20,000円
綴込広告	1枚	設定なし	製品広告	160,000円
			記事体広告	180,000円

送付先　精神看護出版　◦〒140-0001　東京都品川区北品川1-13-10　ストークビル北品川5F
◦TEL.03-5715-3545　◦FAX.03-5715-3546　◦E-MAIL.info@seishinkango.co.jp

どん底からのリカバリー WRAP®を使って。

第10回 「リカバリー」しないといけないの？②

アドバンスレベルWRAP®ファシリテーター
増川ねてる ますかわ ねてる

承前

感じていた「違和感」。それがどこから来ていたか，いまならわかる気がしています。

リカバリーは「プロセス」なのです。それは，リカバリーが「ゴール」ではないということ，「固定した何か」ではないことでもあると思います。つまり，リカバリーというのは，「固定した結果」ではなくて，「時間の，一連の経過を含むなにか（プロセス）自体」だということ。

そして，その「プロセス」も，長い長い「過程」（一生かけて取り組んでいくような）ではないと僕は思っています。「メンタルヘルスのリカバリー」を自分のこととして考えたとき，それが一生かけてやっと実現できるかどうか……というものだとするなら，「リカバリーできますよ」と言われたにしても，みなさんはどんな気持ちになるでしょうか？ 反対に，「『メンタルヘルスのリカバリー』は誰にでもできること。リカバリーしている人はたくさんいますよ」と言われたとしたらどうでしょう？

そこで，「プロセス」って何？ と思って，あらためて調べてみました。そうすると……「過程」と訳す（理解する）よりも，「工程」と訳す（理解する）のほうがいいように思いました。あるいは思いきって，「加工」と訳すのがいいのではないか……（つまり，プロセスチーズのプロセスです。自然発酵の「ナチュラルチーズ」に対して，加工処理をした「加工チーズ」が「プロセスチーズ」。「ナチュラル」に対しての「プロセス」です）。日本語で「過程」というと，「目的」がなくても「過程」といえそうで……。そうすると，「プロセス」のもつ，「目的に向かって」というのがこぼれ落ちちゃうという気がして……。「プロセス」は，「工程」あるいは，「加工の過程」。そう理解するのが，実践的ですし，（当事者として）僕自身望むこと。そして，WRAPを使うと起きることとしての「実感」としても合っています。

そして，もっと思考を進めていく，この「プロセス」。それは，「過程」でも「工程」でもなく「処理」と訳したほうがよい概念なのかと思うようになりました。つまり，「フードプロセッサー」や「ワードプロセッサー」の「プロセス」です。そう考えると，「リカバリー」とは，変化のための「処置」をさし，「メンタルヘルスのリカバリーが現実です」とは，メンタルは悪くなるだけではないし，悪いところでとまってそれ

が固定されるわけではなくて，「処置」ができるもの。つまり〈処置可能なもの〉ということを意味していく。

また，リカバリーは「工程」「処置」なので，ただ自然の経過に任せるだけでなく，そのコントロールを人が，つまり自分がもてるということ。それが，「リカバリーはプロセスです」の意味するところではないでしょうか？

そして現在（現代）は，その方法がいくつか開発されている……。この数か月，僕は調子が本当に悪くて，「どうにもリカバリーが進められない」って思っていましたが，あらためて「リカバリー」に出会って僕は希望を得ました。そして，先月ご紹介しました「SAMHSA's Working Definition of Recovery」[1]をここ1か月は夢中で読み，翻訳し，試していきました。

リカバリーを見える化してみると

この数か月，本当に，どん底でした。

どん底の底……。「リカバリーしたい，リカバリーしたい」と思い，WRAPを使うものの，リカバリーが進まない。「手元のWRAPだけでは，リカバリーが進まない」ということは，まだ僕の「道具箱」に何かが足りていないから。それはなんだろうと探しました。そして「SAMHSA's Working Definition of Recovery」に行きついて……。これを読んでは試し，読んでは試し，自分なりに翻訳をしていきました。そうすると……。

ああそうか……。「『フードプロセッサー』があるのと同じように『チェンジプロセッサー』があるのだ！」とみえました。

そして，何か落ち込むことがあったときに

は，この「チェンジプロセッサー」をガーーーって使ってリカバリーしていくんだなと，思いました。

「"Recovery" is a process of change（リカバリーは，変化の工程）」です。

「フードプロセッサー」があるように，「ワードプロセッサー」があるように，「チェンジプロセッサー」が存在している。そして，食べ物を下処理するもの，食品加工をするものが「フードプロセッサー」ならば，《変化をプロセスする》のが「チェンジプロセッサー」。そして，それは「リカバリー」を起こすものとして働くもの。これは，「誰もが，自分をリカバリーさせるときに使うことができる便利なツール」。その「チェンジプロセッサー」は，4つの足（①健康Health，②家Home，③目的・目標Purpose，④仲間・共同体Community）で支えられていて，10の歯（「希望Hope」「人間主導Person-Driven」「いくつもの道があるMany Pathways」「全体論的（統合的）Holistic」「ピアサポートPeer Support」「関係性Relational」「文化Culture」「トラウマ対処Addresses Trauma」「強み／応答する力Strengths／Responsibility」「尊重Respect」）をもっている。そして，その10の歯を動かすことで，「リカバリー」は引き起こされる……。

「ああ，これを使いこなせるようになりたいな」って，僕は思いました。

違和感の正体

ずっと引っかかっていた「違和感」。その違和感の正体は，リカバリーを「プロセス」とするか，「ゴール」とするか。また，プロセスとす

るにしても，それを「短い時間」でとらえているか「長い時間」でとらえているか，の「前提」からきていると思いました。

「治る／治らない」，ゴールでみるのが「治療」の世界観。「処置できる／処置できない」，プロセスでみるのが「リカバリー」の世界観。

そして，この3，4か月，頭の混乱が激しかった僕にとって，求めたのは「治る／治らない」よりも，この頭の混乱をどうにか処置する方法（＝リカバリーする方法）でした。それも，早ければ早いほどいいって思っていました。

そして，混乱がだいぶおさまってきている6月末。この文章を書いているときに思ったのは，望むものは「リカバリー」。「治療＝医療」も「リカバリー」のための1つの方法。要は，リカバリーができるならOKということ。風邪をひいたときに，病院に行くか行かないか。怪我をしたときに，薬を使うか使わないか。要はリカバリーすれば，OKということ。そして，病院に行くのも，薬を使うのも，リカバリーしたいから。目的は「リカバリー」だということ。

キツイ4か月間でしたが，大きな気づきの時間でした。

リカバリーは現実です

先々月，先月，そして今月のタイトルに目をやって，

> Q10
> 「リカバリーしなければいけないの？」

僕なら，どう答えるだろうか。ちょっと試してみると……。

「しなければいけない，というものではありません。でも，したいと思ったら，することができますよ，というのがリカバリーだと思います。つまり，誰かに押しつけられるものではないし，人としての務めのようなものでもない……。でも，もしあなたが何かを失ってしまったり，奪われてしまったりしたときに，また『取り戻したい』って思ったら，取り戻すことができるということです。それは，『成長ってしないといけないの？』ということに似ていて，誰かに強制されるものではなくて，望むならできるという話。

僕の場合は，頭がグルグル回ると自分で自分がうまくコントロールができなくなるのだけれども，その状態はとても苦しいし，自分が自分でいられなくなるというのは嫌なので，そうなったときには，『リカバリーしたい』って思います。心底リカバリーしたいって思います。それで，いろいろな方法を使って，自分にリカバリーをかけています……。

もし，リカバリーしたいと思うなら，リカバリーすることはできますし，僕も試しているその方法を紹介すること，あるいは一緒に探求することができますよ」

と，いまの僕なら言いそうです。みなさんなら，どのように答えます？

リカバリーは現実です。それは，「やるかやらないか」という話。

でも，かつて僕（ら）はリカバリーの方法を知らなかった。あるような気がしていたけれども，それはたまたまうまくいった，ということだったりして，明確な方法がわからない，というところにいたんだと思います。

でも，時間が流れて，いまは，リカバリーの

テクノロジーがいくつか考案されている……。ちょうど，新型コロナウイルス感染症の治療法が時間の経過とともに増えてきているのと同じように，「メンタルヘルスのリカバリー」のその方法も随時開発されてきている。それが現在（現代）だと思います。

そして，いま，この文章に目を向けて，この文章を読んでくださっているみなさんの存在が僕にとっては希望です。それは，みなさんがいまここにいて，この文章を読んでいるということが，疑いようのない「リアル（現実）」だから……。

「リカバリー」のテクノロジーは，存在します。エビデンスも示されています。さて，この「リカバリー」，どのように使いましょうか？

おしまいに，この1か月，夢中でリカバリーについての文献を読んでいましたが，そのなかに「ケア」についての記述がありました。みなさんにも関係することと思い，最後に紹介させてください。米国においてジョージ・W・ブッシュ大統領（2003〈平成15〉年当時）の号令のもと行われた調査の最終レポートからの引用です[2]。

care must focus on increasing consumers' ability to successfully cope with life's challenges, on facilitating recovery, and on building resilience, not just on managing symptoms.

（「ケア」は，ただ単に「症状」を管理することではなく，「患者さんの，生活に起こってくる困難事にうまく対処する能力を拡大させること」「リカバリーをファシリテートすること」「レジリエンスを構築していくこと」に焦点をあてる必要があります。／筆者訳・下線）

では，また来月，元気にお会いしたいと思います。

2020年6月30日
増川ねてる

〈引用・参考文献〉
1）SAMHSA：SAMHSA's Working Definition of Recovery. https://store.samhsa.gov/sites/default/files/d7/priv/pep12-recdef.pdf（2020年7月1日最終閲覧）
2）govinfo：The Presedent's New Freedom Comission On Mental Health. https://govinfo.library.unt.edu/mentalhealthcommission/reports/FinalReport/downloads/FinalReport.pdf, p.5.（2020年7月1日最終閲覧）

他科に誇れる
精神科の専門技術

メンタル・ステータス・イグザミネーション

患者の症候をとらえる視点

056 ▶ 心理的反応③　危機回避と危機

武藤教志 むとう たかし
宝塚市立病院（兵庫県宝塚市）精神看護専門看護師

いまそこにある危機

　新型コロナウイルスの感染拡大も，それに伴う緊急事態宣言による各方面への影響も，多くの人々に危機をもたらしています（2020〈令和2〉年5月時点執筆）。この新型コロナウイルスの感染拡大とそれに伴う緊急事態宣言によって，あなたに訪れた危機はどのようなことだったでしょうか。この春の生活を振り返れば，危機はあなたの身近にも数多く存在しているということがわかります。

　「危機 crisis」というのは，「個人や家族，組織や社会全体において，安全，経済，政治，環境などの面で，不安定で危険な状況をもたらす・もたらしかねない突発的な出来事」のことです。

　病院勤務，しかも，救急・急性期病棟勤務だと，入院があるたびに危機の患者さんやご家族に出会います。たとえば，ご家族に入院までの経過を尋ねると，「まさに修羅場でした」と返ってくることが多く，これはまさにご家族にとっての危機です。ほかにも，危機には，収入の減少，失業，訴状が届く（訴えられる），予期せぬ妊娠，病気の告知，罹患，予期せぬ入院，病気の再発・再燃，離婚，虐待，DV，ケンカ，事故に遭う，事件に巻き込まれる，薬物依存，

アルコール依存，自殺企図などがあり，私たちの生活は危機と危機回避の連続です（表1）。前回2020年7月号で扱った4つの喪失体験もすべて危機ですから，喪失を危機のフレームワークでアセスメントすることもできます。さて，4つの喪失体験には何があったでしょうか？　思い出せない人は必ず前回の内容を復習しておきましょう。

　危機は患者さんの身にも数多く起きているので，しっかりフレームワークを使って看護記録を書いてみましょう。

　代表的な危機理論には，フィンクの危機モデル，アギュララの危機介入モデルがあり，前者は危機が克服されていく過程を段階的に示し，後者は危機に陥らないようにするために看護職者が介入すべきポイント（危機回避決定要因）を示しています。

これは使える！
アギュララの危機介入モデル

　危機は誰にでも，どのようなライフイベントにおいても見られる心理的反応ですが，その反応が社会生活を困難にしている状態は，「危機回避の失敗」として心理社会的な援助の対象に

なります。

　突然の発症や病状の急激な変化に見舞われたり，身体的・精神的な障害を残したり，重大な健康問題の告知を受けたり，高額な医療費の支払いや介護が必要になったりする状況は患者や家族にとって，危機に陥る可能性をはらんだ状況です。しかし，単に困難や障害に直面しただけでは危機とはいわず，その状況に対して，患者や家族がこれまでの問題解決方法や対処方法を試行錯誤した結果，もとの安定を取り戻せることもあります。一方，危機とは，患者や家族がこれまでの問題解決方法や対処方法を試行錯誤しても，なお，その困難や障害が残ってしまう状態，つまり，問題解決方法や対処方法が失敗したときに体験されます。

　慢性期の精神疾患をもった人が，ストレスが大きな出来事に遭遇した場合を想定して，アギュララのモデルに解説を加えました（図1）。「ストレスが大きな出来事」には，前述の現実的な事柄だけではなく，統合失調症などで妄想をもつ患者さんでは，たとえば，「闇の組織から電磁波を浴びせられている」といった被害妄想や，「誰かわからないけど不気味で殺意ある視線を感じる」といった被注察感，「お前を殺す！」といった幻聴による脅しなどがこれに該当することもあります。

　また，精神科病院・病棟へ入院するということは患者やその家族にとって危機に陥る可能性をはらんだ状況です。ですから，患者や家族に，アギュララの危機介入モデルに示されている問題解決決定要因（危機回避決定要因）の1つ1つをていねいに尋ね，すべて揃っているかどうかを確認してください。また，入退院を何度もくり返しているのに，その家族に余裕が

表1　起こり得る「危機 crisis」

- 収入の減少
- 失業
- 訴状が届く（訴えられる）
- 予期せぬ妊娠
- 病気の告知
- 身体疾患への罹患
- 感染症への罹患
- 精神疾患への罹患
- 予期せぬ入院
- 病気の再発・再燃
- 離婚
- 虐待
- DV
- ケンカ
- 事故に遭う
- 事件に巻き込まれる
- 薬物依存
- アルコール依存
- 自殺企図
- 地位と役割の変化
- 脅威を及ぼす精神症状

うかがえることがありますが，それは，危機回避決定要因がバランスよく揃っている，整っているからかもしません。そうしたときも，「ほかの患者や家族にとって非常に参考になることですから，どのようにこの困難を克服なさったのかをお聞かせください」と，危機回避決定要因の具体的な内容を尋ねてみるのもよいでしょう。

危機介入モデルの使い方

　アギュララの危機介入モデルのいいところは，アセスメントするべきこと，つまり，介入するべきところが明確に示されていることです。まずは患者さんにどのような「大きなストレスがかかるような出来事」が起きたのか，「不均衡状態」として何が起きたのか，その事実に関するデータを収集します。そして，その患者

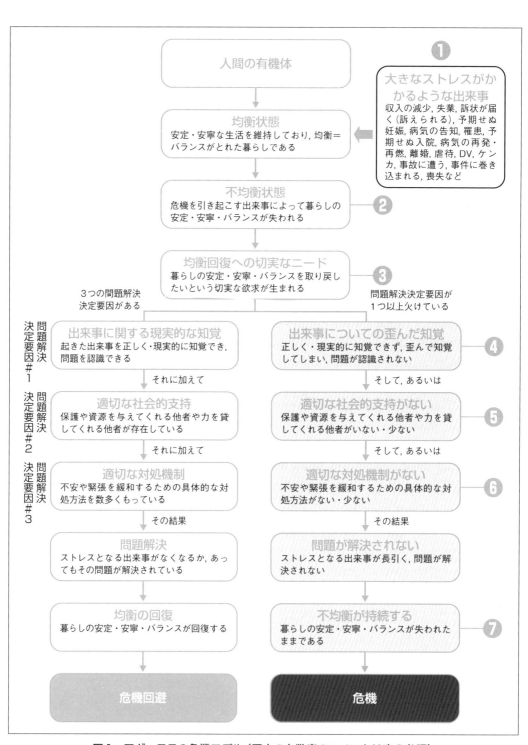

図1　アギュララの危機モデル（図内の丸数字のコメントは表2参照）

表2　図1の各コメント

❶	統合失調症など妄想をもつ患者さんでは，妄想上の出来事もありそう。 例：被害妄想や幻聴による脅しなど
❷	これは連載54回（2020年6月号）で学んだ，マズローの「安全・安定の欲求」が脅かされるということだね。 例：精神症状の悪化
❸	本人がそれに気がついていなくても，医学的に必要な処置・措置もあるね。 例：精神症状の軽減
❹	精神疾患で認知機能や思考や知覚などの精神機能の障害を抱える患者さんでは，この問題解決決定要因が欠けていそうだね。
❺	精神疾患があると，本来なら支持をしてくれるはずの家族と疎遠になっていたり，力を貸してくれる医師や看護師を敵とみなしてしまったりする患者さんもいるよね。
❻	比較的早い発達段階で発症する精神疾患だと，適切な対処機制を発達させられなかった患者さんも多いはず。自ら受療行動を起こさない患者さんもいるし。
❼	さらに精神症状が悪化したり，長引いたりするよね。被害妄想や幻聴による脅しがさらに増悪するとストレスがより大きくなって，不均衡もより大きくなりそう。

さんが危機を乗り越えられるかどうかは，3つの問題解決決定要因（図1）がすべて揃っているかにかかっているわけなので，「それらが揃っているかどうか」「欠けているのはどれか」を患者さんに尋ねましょう（表3）。そして，その返答をSデータとして看護記録に記載し，それぞれの問題解決決定要因がある／なしとアセスメントすればいいわけです。もしも，どれか問題解決決定要因が欠けていれば，それをどうしたら補えるのか，誰が補えるのか，そこが看護介入のポイントになります。

次回の予告

次号では「認知」を取り上げます。精神症状で扱う精神機能の1つとしての「認知」は脳内で行う情報処理のこと，心理的反応の1つとしての「認知」は物事の見方・とらえ方で，その"歪み"は認知療法の治療対象になるものです。

トピックス

今月号のトピックスは統合失調症と双極性障害のうつ症状に対する2つの疾患の適応をもつラツーダ®（一般名：ルラシドン）です。

〈引用・参考文献〉
1）武藤教志編著：他科に誇れる精神科看護の専門技術　メンタルステータスイグザミネーションVol.1. 精神看護出版, 2017.
2）武藤教志編著：他科に誇れる精神科看護の専門技術　メンタルステータスイグザミネーションVol.2. 精神看護出版, 2018.
3）武藤教志：改訂 専門的な思考を鍛える看護のためのフレームワーク. 精神看護出版, 2016.
4）安保寛明，武藤教志：コンコーダンス―患者の気持ちに寄り添うためのスキル21. 医学書院, 2010.
5）山勢博彰：ICU・CCUにおけるメンタルケア―看護にいかす危機理論（7）フィンクの危機モデル. ハートナーシング, 14（11），p.1037-1042, 2001.
6）ドナ・C.アギュララ，小松源助，荒川義子訳：危機介入の理論と実際―医療・看護・福祉のために. 川島書店, 1997.

表3　3つの問題解決決定要因を尋ねる質問例

問題解決決定要因#1　出来事の知覚とそれを聞き出す質問例

ストレスが大きい出来事について，その患者は主観的にどのような意味を抱いているか，その出来事のストレスの程度をどれくらいと見積もっているか，すべて自分のせいにしたり，すべて他人のせいにしたりしていないか，などです。

質問例
　「今回の出来事をどのように受けとめていらっしゃいますか？」
　「何が起きたのか，具体的に教えてください」
　「今回の出来事って，全部自分のせいだって思っていない？」

問題解決決定要因#2　適切な社会的支持とそれを聞き出す質問例

家族に相談できるかどうか，同じ病気をもっている人や同じ治療を受けている人との交流をもったことがあるかどうか，医師や看護師を専門家とみなしてアドバイスを受けようと思っているかどうか，などです。

質問例
　「こんなとき，頼りになる人，力を貸してくれる人はどなたですか？」
　「ケアマネジャーの○○さんは何か力になってくれそうですか？」
　「私たち看護師や医師はどんなふうに役に立てそうかな？」

問題解決決定要因#3　適切な対処機制とそれを聞き出す質問例

これまでに大きな失敗を経験したことがあるかどうか（それをどのように乗り越えたのか），不安や緊張を緩和するためのストレス発散方法を数多くもっているかどうか，などです。

質問例
　「こんなときって，誰でも気持ち的に落ちつかないと思うけど，どんなことをして落ちつきを取り戻そうとしていますか？」
　「どんなことをすれば気が紛れそう？」
　「これまでもいろいろな失敗体験や挫折体験があったと思うけど，それはどんなふうにして乗り越えてきたの？」

〈トピックス引用・参考文献〉

1）武藤教志編著：メンタルステータスイグザミネーション vol.2. 精神看護出版, 2018.
2）大日本住友製薬株式会社ホームページ：https://ds-pharma.jp/information/latuda/
3）医薬品インタビューフォーム：https://ds-pharma.jp/product/latuda/attachment/interv.html

MSEを実践するためのトピックス No.8
ラツーダ®（一般名：ルラシドン）

深田徳之 ふかだ のりゆき

医療法人誠心会あさひの丘病院（神奈川県横浜市）精神科認定看護師

6月11日，大日本住友製薬から発売されましたラツーダ®（一般名：ルラシドン）。なんと！発売時から統合失調症と双極性障害のうつ症状に対する2つの疾患の適応をもっています。同じ適応があるのはオランザピンとクエチアピン。しかし，どちらも糖尿病への処方が禁忌なので，糖尿病の患者さんだけでなく，肥満や体重増加のリスクが少ないのは，服用する患者さんにとってうれしいことですね。

大日本住友製薬はわが国7番目の売上（2019年）を誇る製薬会社で，抗精神病薬ではセレネース®（ハロペリドール），ルーラン®（ペロスピロン），ロナセン®（ブロナンセリン）があり，ラツーダ®は4製品目。北米では約10年前から発売され，大日本住友製薬の総売上4500億円のうち，全体の約40％にあたる1900億円をこのラツーダ®が占める，まさに大日本住友製薬の主力商品。

名前の由来ですが，「latitudeに由来」し，直訳すると「緯度」。「幅広い」という意味もあります。剤形はすべて錠剤で，用量は20mg，40mg，60mg，80mgの4種類が発売されています。

薬力の特徴として，$5HT_7$受容体への親和性が強いこと。この$5HT_7$受容体は認知機能改善効果，気分改善効果があるとされていますが，まだ未解明な部分が多い受容体です。5HT1A部分作動作用も比較的強力なので，$5HT_7$遮断との合わせ技，抗うつ作用と抗不安作用に効果がありそう。

副作用は統合失調症と双極性障害で異なり，アカシジア（統合失調症7.4％，双極性障害13.0％），傾眠（3.3％，2.7％），頭痛（3.5％，0.5％），振戦（2.2％，1.6％）となっており，アカシジアは用量依存性がある，すなわち用量が増えるほど副作用の発現率が高くなる，ということですね。

次に薬力ですが，Ki値を小さい数値から順番に並べていくと$5HT_{2A}$：0.357，$5HT_7$：0.495，D_2：1.68，$5HT_{1A}$：6.38，NA $α_1$：40.7，$5HT_{2C}$：415，H_1とM_1は＞1000となっています。"50倍ルール"をあてはめると，いちばん小さいKi値の$5HT_{2A}$が0.357なので，$[0.357 × 50 = 17.85]$となり，$5HT_{1A}$までの作用・副作用について気をつけて観察するとよさそう。$5HT_{2A}＞D_2$なので錐体外路症状は少ない，$5HT_7$と$5HT_{1A}$で抗うつ作用と抗不安作用が強力，鎮静催眠作用と抗コリン作用はほとんどないと言えそう。D_2遮断作用も強めであり，やっぱり大日本住友製薬はD_2遮断で勝負する企業なんですね。

薬物動態はT_{MAX}：1.50h，$T_{1/2}$：22.45hとなっていて，内服後1時間30分で最高血中濃度に達し，そこから約23時間かけて血中濃度＝作用が半分になります。そしてT_{MAX}と$T_{1/2}$を合計すると約24時間なので1日1回の内服でよさそうです。また，「定常化」は$T_{1/2}$の5倍ですから$[22.45 × 5 = 112.25]$時間なので5日目に有効な血中濃度に到達する，ということがわかります。

気をつけないといけないのが"食後の内服が必須である"ということです。空腹時と食後で血中濃度を比較したデータでは，空腹時ではなんと食後の半分以下（！）の血中濃度になってしまうのです。うつ症状でなかなか食事が進まない患者さんへどのように援助するのがよいかを考えないといけませんね。2つの疾患への適応をもったラツーダ®。どのような作用・副作用があるのか，MSEの知識を総動員して観察しましょう！

（監修：武藤教志）

援助職の個性と役割遂行（後半）
どのニーズ充足に向かいやすいか？

松丸直美 まつまる なおみ[1]　　**松樹八々** まつき やや[2]　　**宮本眞巳** みやもと まさみ[3]

1) 亀田医療大学看護学部 助教　2) 元・亀田医療大学看護学部学生　3) 亀田医療大学看護学部 教授

はじめに：事例の概要
実習統括者の視点から（宮本）

　看護学生の松樹さんが，他領域の実習がほぼ終わった時期に行った精神科実習で受け持ったのは，感情に波があり，体調や意欲にもムラのある，60代前半の女性Aさんだった。Aさんは10代のころから異性との交際などをめぐり，家族や身近な人々とのトラブルをたびたび起こして，時には自殺をはかることもあった。そのため，情緒不安定という理由で入退院をくり返してきた人で，現在は統合失調感情障害と精神遅滞の診断名がつけられている。

　実習初日，自分から話しかけ，肩までもんでくれるAさんに，松樹さんは，明るく人懐っこい人という印象を抱き，順調に関係性を築いていけそうな気がして受け持つことにした。ところがAさんは，積極的で明るく振る舞う半面，元気なく布団に潜り込むことが多かった。それで松樹さんはAさんに対して，時折声をかけながら傾聴することに努めた。

　そして4日目，入浴後のAさんはドライヤーを持って椅子に座ると，突然，「松樹さん，乾かしてくれない？」と声をかけてきた。それで松樹さんは，「Aさん，髪の毛，自分で乾かさないんですか？」と応じ，Aさんは何も答えず，自分で髪を乾かし始めた。

この場面では何が起こっていたか

　Aさんから，「乾かしてくれない？」と求められたことによって，松樹さんにはさまざまな思いが湧き出したようである。プロセスレコードにも記載されている「私が乾かすの？」「甘えなのかな？」「たぶんそうだろう」「自分でできるんじゃないの？」「できるはず」という自問自答には松樹さんの感情が伴っているはずだが，言葉で表現されたのは判断や推論などの思考内容である。1年後の振り返りでは，この自問自答にまつわる感情の動きに関心を向けることによって，驚き，疑い，困惑は感じたけれども苛立ちや嫌悪感は抱かなかったなど，そのときの感情の動きを確認することができた。

　まずは，驚きを伴った疑いと困惑の表れが「私が乾かすの？」であり，「甘えなのかな？」「たぶんそうだろう」「自分でできるんじゃないの？」「できるはず」と，Aさんへの不信が確信に変わっていく。そして，「Aさん，自分で乾かさないんですか？」という疑問の投げ返しは自己対処への促しにつながった。

　また，「甘えなのかな？」という新たな疑問は，Aさんにとって「他人に甘える機会が少ない」ため，「学生ならやってくれそうなので」「甘えてもいいんじゃないか」と思ったのだろうと理解できたので，苛立ちや嫌悪感は抱か

なかったということである。さらに，甘えに応じるとAさんは，「自分でできることをやってもらおうとする」「それがくり返される」，その結果，「自分でできないことが増える」という推論が松樹さんに困惑，葛藤，懸念を引き起こした。

　一般に，葛藤状態で体験される感情は当惑，困惑，焦りなどであり，懸念は軽めの予期不安に該当し，自分よりは相手の将来について抱くことが多い。そこで松樹さんは，髪を乾かしてほしいというAさんの要望には応じずに，「自分で乾かす」ように促そうと決断し，「自分で乾かさないんですか？」という問いかけの形で自分の意思を伝えようとした。そして，この問いかけを口にした瞬間から，松樹さんには，「拒否される」「機嫌を損ねる」「具合が悪くなる」という不安が湧き上がった。

　ところがAさんは，松樹さんの問いかけに直接は応答しないままに自分で髪を乾かし始めたため，松樹さんには，Aさんの「機嫌を損ねて」「拒否される」こともなく，Aさんは乾かしてもらうことを諦めたように思えた。松樹さんは，その結果に安堵した半面，要望に応じないからといって，すぐに諦めるくらいなら「なぜ私に頼んできたのだろう」という新たな疑問も感じた。

自立支援をめぐる困難

　この場面を松樹さんは，「Aさんの甘えたい気持ちもそのときの重要なニーズの表れだったのに，私の関心は回復と自立の支援に偏りがちだった」と振り返り，そうなった理由に関連して，「他領域の実習を経験していた影響からか，私には自立を促さなければという思いが強かった」と述べている。ここで，松樹さんが，このように振り返っている背景について掘り下げて考えてみたい。つまり，松樹さんは身体疾患の患者の治療・ケアを行う場で自立支援の必要性を学んできたが，精神疾患患者の場合，それだけでは足りないと感じたのはなぜなのかについてである。

　あえて図式的に整理すれば，患者の治癒と回復に向けた支援は医学モデル，そして自立と成長の支援は社会モデルに根ざす看護であるといえよう。1950年代から1970年代にかけて，アメリカの看護理論家たちは，伝統的な医学モデルに社会モデルを対置し，2つの見方の統合をはかろうと試みた。そのなかで重要な位置を占めていたのが，ペプロウによる人間関係の視点に立つ看護論，すなわち援助関係論である。

　ペプロウは，ほかの理論家と同様に「患者のニーズ充足」を重視したが，特に「患者自身によるニーズ充足」の重要性を強調した。すなわち，看護師によるニーズ充足は，自力による判断やニーズ充足が困難な状態にある患者に限定すべきであると考えた。そして，患者自身によるニーズの自己評価にもとづく自己充足を支援することにこそ，看護の専門性があると主張した。この主張は，患者が自力で充足できるニーズまでも，看護師が充足してきた慣例を見直すべきであるとの問題提起であった。

　一方，1960年代にアメリカでは，外科領域や整形外科領域において，術後患者に早期離床を促す動きが加速し，1970年代にはその影響が日本にも及んだ。そして，看護師にとっては早期

離床の促しが，入院生活における身辺自立と在宅生活での療養自立を促進するためのスローガンとして機能した。ただし，それは患者にとって，早期の回復と自立のためと称して他律的に課せられたノルマであったように思える。つまり，自立のニーズをどのようにして充足すべきかを的確に判断できるのは医療職であり，患者は医療職の指示にしたがって行動するように求められる。すなわち，患者は，医療職からの十分な情報提供をもとに理解を深めたうえで，要望や提案の機会を得るのではなく，医療職の意向によって強制はされないまでも誘導はされる。

このような形態をとった自立支援は，療養生活の支援という意味で社会モデルに一歩近づいたといえるが，発想としては医療者主導の医学モデルから抜け出していない。そしてこの発想が，いまもまだ身体科領域の臨床現場には根を張っており，看護教育もそれを払拭するにいたっていないと考えると，論争に明け暮れたペプロウの苦労が身に迫る思いがする。

自立支援の理論的背景―自己決定にもとづく自己管理とその支援

ペプロウは教職引退後の1987年に，十分な教育を受け，健康についての知識をもつ人々が増えてきたため，健康問題の明確化や治療経過の監視に多くの患者が積極的に参加するようになったという社会情勢の変化を踏まえ，以下のように述べている。

伝統的には，必要な治療法を決定し実施するのは医療専門職の役割だった。いまでは，多くの患者が自分で考えついた診断名を提示し，さまざまな治療法があることを知ったうえでみずから選択したいと望んでいる。言い換えると，専門職との関係性における患者参加は，伝統的で受動的な形態から，新しくて能動的な形態にとって代わられつつある。そうはいっても，患者は，自分がほしいものを求めて入手するという，単なる消費者になったわけではない。現在の患者にとって何が必要かを明確にし，適切な選択肢を勧奨し，提供するのは，いまなお専門職の主な仕事なのである[1]（私訳）。

上記の引用個所は，患者のニーズ評価は専門職が行い，それに患者はしたがうべきという主旨のように解釈できないこともない。しかし，ペプロウは患者が体験していることについてのデータを患者から引き出したうえで，データを患者とともに点検し，推論を確認しあう必要があると考えている。つまり，専門職は必要なデータを収集したうえで，データ分析の前提となる知識や判断力から暫定的な結論を導き出し，患者に提示する役割が求められる。ただし，専門職の導き出した結論は，あくまで暫定的なものであり，患者とともに推論の正しさを確認しあう必要がある。そのうえで，最終的にどうするかの意思決定は，患者自身に委ねる。

この視点を見落とすと，ニーズ評価は医療職が行い，患者はそれにそった充足方法の指示にしたがうという，いわゆるコンプライアンス方式の自己管理が奨励されることになる。それはそれで，ニーズ充足のプロセスを医療職に委ねず，患者の自己管理に多くを任せるという意

味で自立重視と言えなくはない。しかし，20世紀後半に社会学や社会福祉学の領域で広く合意された自立の定義は，「自己決定に基づく自己管理」[2]である。つまり，他者の決定にもとづく自己管理を意味するコンプライアンスの概念は，自立の要件を欠いていることになる。

　医療の世界でも1980年代には，医療職と患者の十分な話し合いにもとづく患者の認識の深化を重視するアドヒアランスの概念が，1990年代には，患者主導による医療者との合意形成を強調するコンコーダンスの概念が提唱されている。しかし，臨床現場の実態は，患者の自己管理といえばコンプライアンスと思っている医療職者がいまも少なくないように思える。医療と看護の実践が，生物学的な医学の蓄積によって助けられているのは事実だが，心理学や社会学の蓄積を十分に活用してこなかったことが，社会モデルの必要性や重要性を実感しにくくさせているのもたしかである。松樹さんが臨地実習の経験をとおして身につけた自立支援のとらえ方には，いまも臨床現場に根強い医学モデルの影響が反映しているように思える。

　自己決定と自己管理の関係を整理すると，コンプライアンスは自己決定抜きの自己管理，アドヒアランスは自己決定も加味した自己管理，コンコーダンスは自己決定にもとづく自己管理ということになる。ペプロウによる「患者自身によるニーズの評価と充足の支援」という看護師の役割についての規定は，患者による自己決定を前提としていると考えられる。つまり，ペプロウの看護理論はコンコーダンスの概念を40年も先どりしたことになるので，看護の現場に浸透しきれないのも無理はない。

　それでも近年，遅ればせながら日本でも精神看護の領域では，コンコーダンスの概念を用いた服薬自己管理への関心が高まっている。元来，コンコーダンスは，イギリスで血圧自己管理をめぐる患者と医療職の協働を促進するための方法として提唱され[3]，地域精神看護の分野で発展を遂げた[4]。しかし，身体医療・看護の領域では，まだ動きが乏しいようである。

　精神医療の特殊事情として，一部の患者に，自分のおかれた状況への的確な判断にもとづいて，適切な意思決定を行う能力が低下し，自傷他害の危険が生じる場合がある。こうした危機的状況を回避するために，時には保護的かつ管理的な介入が医療者に求められる。このような事情を盾にして，患者の自己決定を軽視し行動制限が過剰となることは避けなくてはならないが，患者の自己決定を無条件に認めるべきであるともいえない。医療職に求められるのは，患者が納得し，適切に自己決定できるための支援であり，とりわけ看護師に求められる役割は大きいが，その理由は以下のとおりである。

　自己決定すなわち意思決定とは，これから何が起こるか正確な予測，すなわち事実判断にもとづき欲求と規範を折り合わせて適切な価値判断を行うことである。健康問題について正確な事実判断を下すには生物学的知識，適切な価値判断を下すには心理学・社会学的な知識が役立つ。そして，看護師は他職種に比べて，さまざまな分野について学習する機会に恵まれているため広い視野をもつことができる。しかも，看護師は患者と身近に接する機会も多いため，患者の健康状態に関連のある医学的な客観データに加え，欲求や規範に関連の深い感情体験につ

いての主観データを収集することができる。

　感情とは，事実判断にもとづく予測および価値判断にもとづく期待と，現実に起きたこととのずれによって生じる体験のことである。人間のニーズは感情に反映していると述べたペプロウはそのことの重要性に気づき，ロジャーズの面接法にならって患者から感情表現を引き出すことを奨励した。ロジャーズは，治療者の支援によって感情体験を言語化できた患者は，自分の抱えている課題に気づき，取り組んでいくことができると考え，治療者が精神分析のように解釈し，解説を加えることを避けた。一方，ペプロウはロジャーズの面接法を駆使して得た感情体験についてのデータのなかに埋め込まれているニーズを患者とともに分析し確認しあうことによって，患者の真実に近づこうとした。残念ながらペプロウの時代には，感情体験についての情報科学や脳科学，さらには社会学や心理学的な知見が十分には蓄積されていなかったが，彼女はさらなる研究の必要性を知っていた。晩年の著作では，非言語的コミュニケーションにおける感情伝達について触れるなかで，人間の基本的感情が微表情変化に表われるというエクマンの重要な発見に言及している。

患者と看護師の感情交流と　看護師の役割遂行

　1年後の振り返りでは，松樹さんの「自分で乾かさないんですか」に対して，無言のまま自分で乾かし始めたAさんに，どのような心の動きがあったのか話しあった。松樹さんは，「乾かしてくれない？」という言葉にAさんの甘え

を感じたが，それ以上の要求がなかったため，諦めてくれたと解釈しながら気にはなっていた。一方，指導にあたった松丸教員は，松樹さんの返答の大胆さに驚くとともに，自分だったら関係が崩れることを懸念し，まずは要求に応じるだろうと述べている。そして，Aさんはさほど気にしていない様子だったようなので，松樹さんの対応は悪くなかったのだろうと解釈しながらも，スッキリしない思いは残った。Aさんの思いを引き出すことの重要性を松樹さんに伝えられなかったこと，そして，松樹さん自身の思いの背景を探るように勧められなかったことへの心残りである。そこには精神看護学の担当教員ならではの悩みが凝縮されているように思う。

　患者の甘えを察しながら，要求されるままに具体的援助を行うことは，自立や成長の支援につながらず，関係が崩れることへの懸念から要求に応じることも甘えの助長になる。そこから，患者との友好的な関係の維持と，患者の抵抗を見逃した課題提示のどちらかを優先するかという問題が立ち表れる。ところが，厳しすぎるように思えた松樹さんの求めに，Aさんは目立った抵抗を示さず応じたことから，関係は崩れなかったようにみえた。Aさんが，本当のところ何を感じたかについては，尋ねていないので明らかではないが，松樹さんには，思い切った返答がいい結果につながったようにみえているのではないか。そうなると，これ以上の振り返りには関心がなさそうな松樹さんに，教員の考える課題を押しつけることになり，適切な学習支援とはいえなくなるのではないか。

　松樹さんは正しいと考えたことはさらっと

言えるので，周囲の人も，強い抵抗は感じずに応じてくれるのかもしれない。一方，松丸教員は，相手の気持ちを尊重し，患者や学生との関係を大切にしようとするあまり，正しいと考えることの直言をためらいやすいようである。自分の考えを率直に言うことと，相手の気持ちを思いやることのどちらが得意かは人によって異なる。どちらにしても，まずは言ってみること，そして，相手の反応をしっかり受けとめて返すことによって心の動きを伝えあうことが援助関係づくりの基本である。そう考えれば，松丸教員のジレンマも解決の糸口を見出せそうである。

つまり，この場面で必要なのは，Ａさんの求めに応じて髪を乾かすことを代行するか，自分で乾かすように促すかという行動レベルの選択ではなく，援助者の位置から感じたことの率直な表現を通じて，Ａさんの感じたことの表現や表出を引き出すことである。松樹さんは，驚き，疑い，困惑から，「私が乾かすの？」「甘えなのかな？」「たぶんそうだろう」「自分でできるんじゃないの？」「できるはず」と素早い推論を経て，「Ａさん，自分で乾かさないんですか？」と投げ返した。ここで，できれば推論に入り込むことを一時停止し，驚き，疑い，困惑を率直に表現することが援助関係づくりの基本としての自己一致である。感情表現を追い抜いて推論が自動的に進行する習慣が根強い人は，結論をひとまず保留し，推論が始まるきっかけとなった感情を思い出してみるとよい。援助者の自己一致に刺激されて，患者は自分の思いを

意識的に表現できなくても，表情や態度をとおして無意識的に表出する。こうして始まる感情の交流は，援助者と患者双方の感情に反映したニーズと，ニーズを生じさせた状況についての理解の共有を促進する。

もしも松樹さんが，驚き，疑い，困惑をそのままに，「えーっ，私が乾かすんですか？」と返したら，Ａさんからどのような反応があっただろうか。「だって，めんどくさいんだもん」，あるいは，「乾かしてもらうと気持ちいいの」かもしれない。いずれにせよ，Ａさんに甘えたい気持ちがあり，それが乾かすことの要求としてではなく，感情表現の形をとるはずである。そうなれば，Ａさんの年齢には不相応な甘えが，Ａさんの発達課題としての愛着の障害に由来する切実なニーズと関連していることをＡさんと確かめあうことも可能になる。ただし，そこでニーズの自覚を促すのか，ある程度はニーズ充足を手伝うのかには，個人差があってもよいと思う。松樹さんは前者，松丸教員は後者のかかわりが得意なのかなとも思う。

〈引用・参考文献〉

1）H.E.Peplau：Interpersonal Theory in Nursing —Hildegard E. Peplau, Selected Works. Springer Publishing Company, p.56-70, 1989.
2）見田宗介他編：社会学事典．弘文堂，1988.
3）片岡三佳他：精神障害者のためのコンコーダンス・モデルに基づいた新しい看護面接．四国医誌，69（1・2），p.57-66, 2013.
4）安保寛明：コンコーダンス・スキル概論—協調型看護には理念と技術が必要だ．精神科看護，36（11），p.19-26, 2009.

『新型コロナウイルス感染症対応指針』を活用しましょう

一般社団法人日本精神科看護協会（以下，協会）は2020（令和2）年5月1日に『新型コロナウイルス感染症対応指針（以下，『指針』）』を発表。この『指針』がどのように作成されたのか，またどのように活用してほしいと考えているかについて，協会事務局の早川幸男さんと金子亜矢子さんにおうかがいしました。

編集部　「新型コロナウイルス感染症対応指針（以下，指針）」として2020年5月1日に協会から『指針』が発表されました。

早川　まずは『指針』作成の経緯からご説明します。2019（令和元）年末に中国・武漢市において新型コロナウイルス感染症の流行が報告され，協会にも2020（令和2）年2月ころには予定していた行事の中止といった影響が生じました。そして，3月時点で精神科病院でもコロナの陽性患者さんがいるという報告があがってきました。当初，精神科病院でコロナ陽性患者さんを直接みるということは想定されていなかったため，「どういうことに困っているのか？」を調査する必要性を感じて，4月に緊急アンケートを実施しました。以前からメールマガジンやホームページなどでアンケートを実施することはありましたが，コロナに関してはやはり反響が大きかったですね。アンケート期間の2週間で600件ほどの回答がありました。困り事としては，「感染対策物品の不足」という回答がいち

ばん多かったのですが，それ以外に「院内感染予防対策について」と「病棟管理について」という回答が目立ちました。

金子　アンケートでは，「周囲で感染者が出たとき心配」「職員が感染して自宅待機になったときにどう勤務を組むか」という「病棟管理」にかかわる困り事も多く寄せられました。ほかにも，「患者さんが外出外泊を希望するとき，どう対応するべきか」「感染対策のきちんとした方法がわからない」「意識統一が難しい」という意見もあり，これらすべてを勘案して『指針』を作成する方針となりました。

編集部　『指針』の作成にあたって配慮したことはありますか。

金子　手指衛生や個人防護具の使用方法といった基本情報を盛り込みつつ，感染した際の症状や感染経路，ウイルスが伝播する過程などの特徴を，"医療者が患者さんに説明する"という状況を想定して，平易な言葉で表現するようにしました。また，職員も日々の業務で使用してもらえるように，

"三密"をどう避けるかという基本的な方法を書きましたので，これらをどのように各々の現場にあったかたちで取り入れていくか，考えていただきたいです。感染者が発生する前から対策を進めておくことが大切なので，環境整備の方法など，具体的に現場で実践できることを意識しました。

また，組織的に対策を講じなければ感染は予防できません。そのため，強いリーダーシップをとってもらいたいという思いも『指針』には込められています。そしてアンケートでは「不安が強い人への対応」という回答もあったことを踏まえて，後半部でこころのケアに関することも記載しました。これによって現場での心配が少しでも解消され，感染予防対策に活用してもらえたらと思います。

編集部　『指針』をご覧になった方から反応はありましたか？

金子　「いま自分たちができていること，できていないことの整理に使った」「基本的なことだけど，『これでいいんだ』と思えた」というご感想をいただきました。

一般社団法人日本精神科看護協会　　　　　　聞き手

早川幸男さん　　金子亜矢子さん　　編集部

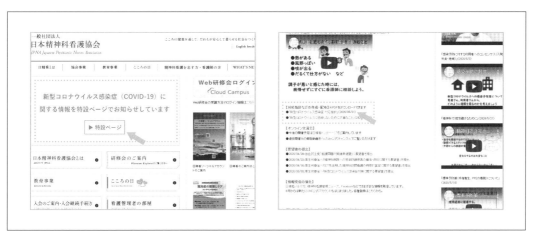

図1　日精看ホームページ（http://www.jpna.jp/）から『指針』がダウンロードできます

早川　ただ，「そこまで（徹底して感染対策を）しないといけないの？」という声もあります。

金子　精神科では，「その人なりの考えを尊重しましょう」という意識が徹底されているために，「スタッフ同士でも感染対策に対する考えは違うものだ」と考えてしまい，一律に感染予防対策をすることにまだ気持ちがなじまないのではないでしょうか。ただ，ウイルスを抑え込むためには，「全員揃って同じ感染対策をとる」という考えに切り替えなければいけません。実際に患者さんへのケアを提供する際にも，いままでであれば，患者さんのそばで話を聞いていたところを"あえて距離をとる"という判断をしなければなら

なくなるかもしれません。そうした意味では，これまで自分が大切にしていた看護の方法を再考するという難しさはあるでしょうね。

早川　だからこそ感染対策では管理者や師長などがリーダーシップをとって決定していくことが重要になってくるのでしょうね。どれだけの問題意識をもち，覚悟をもって取り組むか。感染対策に関する方法論を学んでも，どうしても個人では判断できない部分が出てきます。たとえば患者さんの食事に関しても，栄養科や他病棟との調整，患者さん本人への説明が必要です。感染対策においては，病棟間に限らず組織全体で方法を統一させなければなりません。いずれにしても今般の状況を鑑みる

と，長期戦と見込んだほうがいいでしょう。生活様式はもちろん，入院様式や看護様式の見直しも視野に入れておかねばなりません。

現在もZoomを用いたWeb会議を行い，各病院，地域の状況を聞いています。1回目は意見交換にとどまりましたが，2回目以降は病院のなかで"三密"がどういった場面で起こり，注意しなければならないかということと，患者さんへの説明方法などについて各施設の取り組みについて聞きとりました。3回目は職員のメンタルヘルスをテーマに会議を行いました。さまざまな提案をいただいているので，それをもとに今後も指針を改良していく予定です。

（終）

CVPPP

(包括的暴力防止プログラム)

〜ダイジェストマニュアル〜

第4回

CVPPP実践マニュアル 実践の概要

下里誠二　しもさと せいじ
信州大学医学部（長野県松本市）教授

CVPPP実践マニュアルの概観

　新型コロナウイルスの感染拡大防止のため，CVPPPのトレーナー養成研修も中止となっていましたが，緊急事態宣言の解除に伴い，今後は少しずつ開催される見とおしとなっています。今回，医療従事者として新型コロナウイルス感染症の治療に携わったみなさまには心より敬意を表します。CVPPPの研修会は身体接触を伴う演習が多く組まれているため，再開にあたってはより慎重に，十分な対策のもとで行っていく必要があると考えています。

　さて第4回は，これから4回にわたって解説するリスクアセスメント，ディエスカレーション（コミュニケーション），身体介入法としてのブレイクアウェイとチームテクニクス，そして振り返りと報告について各々概観したいと思います。

マニュアル改訂に伴う変更点

　2019（令和元）年のマニュアル改訂の際には，「実際に学ぶ動作には大きな違いはないものの，最終的に学習されることが大きく変わる」とい

うことを意識しました。これまでの10年以上の積み重ねを崩すことなく，実際のいわゆる「手技」的なものはスリム化するなど，論理的に整理はしつつも基本は同じになっています。しかし根本的に違うのは，課題が当事者の味方になる方法を探すことです。このことはリスクアセスメントから一貫しています。そこで研修の目標の1つには，「助けを求める当事者が希望をもてるようなケアの方法を説明できる」をあげています。研修ではこのことを達成するための演習課題を設定してあります。たとえば，いちばん最初の演習では，精神科看護に携わってはじめて拘束的な対応をしたときのことを思い出し，そのときの気持ちを話し合うことをします。もちろん精神科看護以外の職種，領域の方でも加わることができるようにしますが，これから先，常にケアをすることの意味を忘れないようにします。実は，オプションとして当事者とともに心地よいと感じることができた体験を共有することも大事にしていますが，研修では時間が足りないために実行はしていません。

　ところで，ここにはジレンマもあります。ケアという言葉を使った途端に，「ケア提供者」ということになるわけですが，このときすでに看

護者がもつ優位性が存在してしまう危険があるのです。國分功一郎さんの「中動態の世界—意志と責任の考古学」（2017，医学書院）でもケアというのはする，されるという区別ではないことが示されているわけですが，CVPPPではこのことを意識し続ける必要があります。今回はテキストのなかでは「患者」を「当事者」と表記しています。表現を変えればいいのか，というとそういうことではありませんが，「患者」という名称を使うことで大事なことを忘れてしまうことを防ぐためです。

リスクアセスメントでは人を評価しないということに注意を払います。アセスメントという言葉と矛盾しているようですが，アセスメントと言って人の危険性（dangerousness）を評価するということは，その人を危険人物であると判定し，警戒するだけになってしまうためです。これについては次回解説していきたいと思います。また，もう1つの特徴として「瞬間的なリスクアセスメント」がありますが，これはCVPPPでしか扱っていないものです。

ディエスカレーションは攻撃性のある方とかかわるためのコミュニケーション法です。コミュニケーション法への受講者の期待は大きいものですが，CVPPPにおけるディエスカレーション法は既存のコミュニケーションスキルに頼るものではありません。ケアの方法として，当事者の味方になるための言語的・非言語的介入を考えます。演習では特に非言語的なメッセージに注目して当事者に伝わるメッセージを考えることを主体にします。

ブレイクアウェイは「離脱技術」などという形で広がってきました。もともとのブレイクアウェイには攻撃しなければならない当事者のメッセージに気がつくことや，適切なコミュニケーションをはかることまで含まれているはずなのですが，この点が脱落して単なる「逃げる技」と評価されたことを修正し，あくまで「いったん離れた後ケアにつなげる方法」として当事者の思いを考えること，また離れた後のコミュニケーションの方法にまで言及するようにしました。

チームテクニクスの演習では手順を覚えることから離れ，身体介入をしなければならない状況で触れた身体から伝わるメッセージ，伝えるメッセージを重視しつつ，当事者に語りかけつづけること，対話ができるように手伝っていくことを重視しています。演習中は覚えるのではなく，考えることが重要になっています。

最後の振り返りと報告では，「暴力を受けた職員へのフォロー」が注目されることを避けるようにしました。これも，「やる患者とやられる看護師」という対立の構図から脱却するためです。

まとめ

CVPPPが「患者を連れていくための技」と認識されている間は，おそらく暴力は決して減らないでしょう。CVPPPがたどり着いたものは「当事者の味方になり続けること」でした。私たちが介入しなければならないとき，当事者が無念さではなく心強さを感じることができるようになっていきたいと思います。

次回はさらに各々の要素について解説していきます。

学の視点から
精神保健(メンタルヘルス)で
地域をひらく

安保寛明 あんぼ ひろあき
山形県立保健医療大学看護学科（山形県山形市）教授

⑤
▼Fifth Step　精神保健の時代と学のあり方

夏至を過ぎて夏らしい日々がやってきていますね。一方で今年の夏休みは，お祭りや行楽のニュースがなかなかありません。私が個人的に残念に思っているのは，東北地方の夏祭りのほとんどが中止になったことと，富士山への入山ができないということ。今年は15年ぶりに富士山に登ろうと思っていたのに……。

そのぶん，今年はステイホーム期間中に育てた野菜や花が元気で，キュウリやトマトやアサガオを楽しんでいます。私の身近なところでは"農耕"接触という，やや不謹慎なダジャレが流行っていますが，畑で野菜を育てることが楽しい（趣味になる）とは，食料の確保が死活問題だった200年以上前の人は考えたこともなかったでしょうね。

精神保健の時代がやってきた

20世紀後半ごろから，21世紀は「脳とこころの世紀」になると人々は予想と期待を込めていました。そのことは現実のものになってきています。「脳とこころの世紀」である21世紀の基本的な考えは，「メンタルヘルスの充実は人々の基本的な権利である」という考えです。

たとえば，2015（平成27）年12月からストレスチェック制度[1] が始まっていますが，この制度の背景にある考えは2つあり，「自分自身のストレス度合いを知ることは労働者の権利だ」という考えと，「高ストレスな部署があったら，その状況を組織として把握し，改善に向けて行動しなければならない」という考えです。

今後は，精神的充実を犠牲にしてでも働き続けなければならないという時代は終わり，「労働は精神的充実を伴う範囲でのみ行うべきものとしよう」という動きが強化されるでしょう。新型コロナウイルス感染症の流行によってリモートワークが普及しましたが，リモートワークがもたらす最大の功績は，対面による心理的圧迫が少なくなることです。

対面による心理的圧迫

私にとって野菜や花を育てることが「趣味（自分の時間をかけてでも精神的充実の面で意味があること）」になっていることや，前回7月号と今月号に掲載されたオンライン座談会（p.032〜）への参加を楽しく行ったことと似ていて，今後は人のつながりも心理的圧迫が少ない範囲にとどめるという考えが主流になるでしょう。声が大きいなどの圧迫を感じる人との会

議，冠婚葬祭や職場や町内会などの懇親会は習慣として行われていましたが，相手に失礼と思われたくないという消極的な理由で参加することもあったでしょう。今後は，消極的な理由での参加はしない（リモートでのみ参加する）ほうがスマートという見方になると思われます。削減される対面を伴う場面の1つに，アルコールを挟んでの懇親会があるかもしれないということを，後半の話題にしたいと思います。

緊急事態宣言期間中の自殺者数減少

緊急事態宣言が発出されていた2020（令和2）年4，5月の自殺者数は過去5年間で最少だったことが，内閣府による発表や警察庁による発表[2]で明らかになりました。ちなみに4月は前年同期比で19.8％も減少し，過去5年間でもっとも大きな減少幅で，5月も減少しています。

自殺者数が減少している理由に関する信頼性の高い考察はまだなされていませんが，同時期のオーストラリアと日本で見られたデータに，アルコール消費量の減少という報告があります。豪統計局（ABS）のまとめた数字では，アルコール飲料生産者と流通業者の両方が，4月のアルコール飲料売り上げが前年同期と比べて61％下回っていて，5月前半時点での売り上げも前年と比べて32％下回っているそうです[3]。ちなみに日本でも，5月のビール類出荷数量は全体で13％減となっているそうです[4]。

実は，アルコール摂取は自殺企図の明らかなリスク要因です。2017（平成29）年に発表された複数の研究結果を複合的に解析した論文[5]によると，飲酒による自殺企図行動の発生率は非飲酒に対して6.97倍（95％信頼区間で4.77-10.17

倍）あり，さらに少量の飲酒である場合でも2.71倍（95％信頼区間は1.56-4.71倍），多量の飲酒の場合は37.18倍（95％信頼区間は17.38-79.53倍）にもなるのです。さらに，外出先での飲酒は一般に酒量が多くなることが知られていますから，4，5月の外出自粛がアルコール消費量の減少を通じて自殺の減少に寄与した可能性があります。

とすると，今後は，経済的問題の拡大や飲酒懇親習慣の回帰によって自殺リスクを有する人が増加に転じる可能性も十分にあります。先月には「知の移転（Knowledge Translation）」[6]の例として自殺対策の分野があると書きましたが，このような複合的な視点をもつことで地方自治体などへ先手を打った自殺対策を提案しやすくすることができるのです。

〈引用・参考文献〉
1）厚生労働省：ストレスチェック制度について．https://kokoro.mhlw.go.jp/etc/kaiseianeihou/（2020年6月25日最終閲覧）
2）警察庁：自殺者数．https://www.npa.go.jp/publications/statistics/safetylife/jisatsu.html（2020年6月25日最終閲覧）
3）Australian Bureau of Statistics：Health Conditions and Risk Factors. https://www.abs.gov.au/Health-Conditions-and-Risk-Factors（2020年6月25日最終閲覧）
4）醸造産業新聞社：新型コロナウイルス禍—5月のビール出荷数量，13％減．酒販ニュース，2020年6月11日号．
5）G Borges. et al.：A Meta-Analysis of Acute Use of Alcohol and the Risk of Suicide Attempt. Psychological Medicine, 47（5），p.949-957, 2017.
6）Grimshaw JM, et al.：Knowledge Translation of Research Findings. Doi：10.1186/1748-5908-7-50, Implementation Science, 7（50），2012.

Next Step
精神保健を権利と考える意味

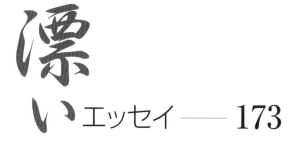

坂田三允の

漂いエッセイ——173

旅

　新型コロナウイルス感染症の拡大に伴う政府の緊急事態宣言解除後，およそ1か月が経過した（6月下旬現在）。こんなに早く解除して大丈夫なのかしらと思っていたら，やっぱり感染者が増加してきた。検査を受ける人の数が増えたのだから，当然の結果ともいえるのだろうし，検査対象を「夜の街」の人に集中的に狙ったということも関係するのかもしれないが，緊急事態宣言の解除後1か月間の東京都の感染者数は，788人になった（6月25日）。24日には55人にのぼり，25日にも48人と高どまり状態が続いている。「夜の街」関連以外に職場内のクラスターという新たな問題も発覚。私が住んでいる埼玉県も増加傾向がみられ，通勤などに伴う感染の広がりの恐れがあるということで，警戒感が高まっている。とはいえ，通勤電車の混み具合は，ほぼ完全にもとに戻った。座席にゆったりと座って読書を楽しむという優雅な通勤状態は終わりを告げたのだ。

　「夜どおし飲んでいたのだろうな」と思われる若者たちが5，6人で乗りこんできて，そのまま座席で眠りこむという光景もちらほら目立つ。実際，新たな感染者は20代，30代の若者たちが多いということだ。気持ちはわからなくもない。通勤時間が長い私は，言われなくても常日頃から「ステイホーム」状態だったにもかかわらず，他者から制限されるのは，あまり気持ちのよいものではなかったから……。通勤途中で，本屋さんが店を開けてくれた途端にそこに寄って，つい，普段だったら買わないだろうなという本を2冊も買ってしまった。益田ミリさんの「47都道府県女ひとりで行ってみよう」（2011，幻冬舎）と，宮部みゆきさんの「ほのぼのお徒歩（かち）日記」（2019，新潮社）である。

　2冊とも，とても面白く読んだ。益田さんは「日本には47都道府県もあるのに，全部行かないのはもったいないなぁ」というわけで，目標は月に1度，毎月東京からフラッと行くという旅。何かを学ぶなどということもなく，「ただ行ってみるだけの旅」を決行するのだ。名物料理を食べるというのでもなく，名所旧跡を訪ねるというのでもなく，ただ行ってみるだけ，計画も何もなく，そのときの気分で，思いついたところに行ってみると

坂田三允
さかた みよし
多摩あおば病院看護部顧問（東京都東村山市）

Miyoshi SAKATA
TADAYOI ESSAY

いうのは，ある意味とても贅沢な旅なのではないか。そんな気持ちになった。でも，益田さんはとても「しゃい」な人なので，いろいろ思うことはあるのだけれど，それを口には出せない。たとえば，最初に訪れた青森，名物を紹介するイベント会場で，主催者側のおばさんたちが豆腐の田楽を焼いて自分たちがむしゃむしゃ食べているのを見て，おいしそうだったので，食べてみたいと思い，「それとなく前をうろついてみたがもらえなかった。『どうぞ』と声をかけてくれればいいのにな」と思うが，やはり「食べていいですか」と聞けない私がだめなのだろうと書く。このとき益田さんは，33歳。現在の私だったら，堂々とほしいと言えるような気がするが，33歳のときだったらどうだろう。言えないかもしれないなぁ。歳を重ねるにつれて，恥ずかしいと思う気持ちがなくなっていくのかな。それって……，とても自由になれるということでもあるけれど，ずうずうしくなるということかしら。などと思いながら読めるのが楽しかった。

1つ，新しい（？）発見もあった。私がまだ若かったころ，50年も昔のことだが，女性の1人旅は宿を探すのに苦労した。最初は，何も考えずに出かけて，駅で旅館の場所を尋ね，そこで交渉した。なかなか受け入れてもらえなかったので，2回目には前もって電話をすることにしたのだが，やっぱり1人だと言うと断られたのである。なぜだろうと思い聞いてみた。答えは衝撃的なものだったので，忘れられない。それは「女の人の1人旅はね，死なれると困るんです」というものだった。死ぬ気など皆無であった私にとっては驚き以外の何物でもなかった。「死にません。大丈夫です」と元気よく答えて予約できたのだが，それ以降，1人旅はやめた。たまたま，そういう事件があった宿だったのかもしれないが，1970年代初頭は安保闘争や，浅間山荘事件，成田闘争，三菱重工爆破事件などが世間を賑わせていた時代であり，そういう戦う人たちに間違えられたのならまだしも，自殺志願と思われたのは，意外だった。益田さんも温泉宿で断られたことについて書かれているが，理由はまったく違う。「1人では，割に合わない」からだという。たしかに広い部屋を1人占めされて，支払いが1人分では割に合わないのかもしれない。お酒も男の人に比べれば，少ないだろうとは思う。男と女，世間からのみられ方は違うのだなぁとあらためて感じたのだった。

宮部さんの「お徒歩日記」のほうは学びがいっぱい。20年以上も前に書かれたエッセイの新装版であるのだが，東京あるいはお江戸というところを見直してみる気にさせてくれる，面白い1冊だった。忠臣蔵にまつわる浅野家と吉良家跡，小伝馬町の牢屋敷跡，鈴ヶ森や小塚原の処刑場，箱根の関所，桜田門などを原則徒歩で見て歩く旅（？）。はじめて知ったことがとても多かった。たとえば，小伝馬町の牢屋敷というのは，現在の刑務所だとばかり思っていたのだが，江戸時代には懲役刑というものはなかったのだそうで，牢屋敷は現在の拘置所にあたるのだという。

47都道府県を訪ねるのは無理かもしれないけれど，新型コロナウイルス感染症の流行が下火になったら，お江戸めぐりをしてみるのは悪くない。そんなことを思う日々。マスクを外してもよい日が早く来ますように。

喪失と再生に関する私的ノート
[NO.80 看護師のゆく先にあるもの②]

NPO法人相双に新しい精神科医療保健福祉システムをつくる会
相馬広域こころのケアセンターなごみセンター長／精神科認定看護師
米倉 一磨 よねくら かずま

前回は，ベーグルが売りの「村カフェ753」を開いたがん看護専門看護師の田中さんの紹介をしました。今回は，引き続き開業までの経過についてお話します。

食べることで場をつくる

飯舘村は，阿武隈山系北部の高原に開けた豊かな自然に恵まれた美しい村です。福島第一原子力発電所事故によって，全村避難となった村は，2020（令和2）年5月1日現在で1,450名で帰還したものの，にぎわっているとは言い難い状況です。このような村でパン屋を開業するにあたり，何を目標とするのか田中さんに聞いてみました。

田中さんは，「どんな場所でもいいから，精神障がい者の人が気楽に働ける場所をつくりたかった。精神障がい者の訪問看護をとおして，精神障がい者の人が働くことはハードルが高いと感じていた」と語ってくれました。仕事で就労支援事業所などをつくることも地域を支援する1つの方法ですが，喫茶店に住民が集うことで交流できる場を増やし，障がい者を雇用することもたしかにすばらしいアイディアです。

焼きそばパンからベーグルへ

もともとの店である椏久里珈琲が，店舗の賃貸を約束してから約3年にわたり，田中さんの開店までの長い道のりが始まりました。当初，田中さんは「焼きそばパンをやりたい」と言い，「お腹を空かせた住民には，おかずパンのようなボリュームのあるものがいいだろう」という理由でした。私は，「焼きそばパンもいいが，人口の少ない，しかも高齢者が多い村で事業を存続するには大丈夫なのか」という疑問が湧きました。田中さんの親戚の方が関東で好評のベーグル店を経営していたので，「その発想はどうか」と提案すると迷っているようでした。商売と，住民のためにできることを両立する方法に迷いがあったのだと思います。私は，この1年，今後自分が孤立することを防ぐために，（退職後も人とかかわり続けられるよう）将来販売できそうな木工製品をつくり続けています。モニターとして1つの製品が好評だったとしても，年齢，職業，地域，性別などの購買層を絞らなければ，他社の製品と差別化できないばかりでなく，競争に敗れてしまうことが予想されます。また，仮に購買層を絞れたとしても絶対的な購入者がいなければ商売として成り立

たなくなります。

老舗の榁久里珈琲のオーナーは,「商売はやりたいことすべてができるわけではない。1つのことを確実に続けることが必要なんだ。やりたいことはあるけど,コーヒー以外には手を伸ばさないようにしている」と話してくれたことがありました。起業するときは目標を明確にして商売という手法で自己実現できるかもしれませんが,時間とともに当初の目的を見失うと商売に失敗するということを意味するのでしょう。

それから田中さんは,親戚のベーグル屋さんに修行に行くことになり,ベーグルを売ることに決めたようでした(図1)。もうしばらくすると榁久里珈琲の看板から変わり,新しい店名の「村カフェ753」の看板が掲げられて,開店が間近な状態になりました。

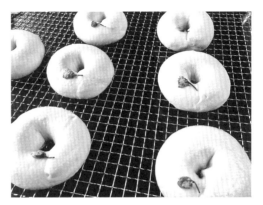

図1 「村カフェ753」のベーグル

 ## 村で暮らすということ

4月になると,老舗の喫茶店があった場所にパン屋が開業するという噂は超特急で村に流れていきました。田中さんは3月に訪問看護ステーションなごみを退職し,本格的に準備を始めていました。ある日,「パンを置くテーブルをつくってほしい」と連絡があり,納品に行ってきました。お店は,テーブルがあれば開店できるまで改修を終え,奥の方からパンの焼けるいいにおいがしてきました。新品の電気窯や発酵用の機材に囲まれ,田中さんは,ベーグルが一定の品質になるよう試行錯誤していました。また,隣の市のパン屋さんにも協力を得たり,新型コロナウイルスの影響でデリバリーサービス

の提携先を増やさざる得なくなり,村長にあいさつしたりなど,訪問看護師のときよりも地域に密着した村人になっていきました。その姿をみて,看護師としての彼女と比べても,地域のなかでかけがえのない人とのつながりに支えられ,人間性がより豊かになっていく変化を感じました。

 ## 地域が人を変え,人を育てる

大部分の看護師は,地域のなかで事業所に所属し,人を支援する仕事をしていると思います。もし,地域のなかで起業するとすれば何が必要でしょうか。起業するとすれば,そこに住み,支え合う人との関係をつくることが必ず求められます。私たち看護師は,人のことを考え,生活を支える視点が地域を活性化させる可能性がある職業です。退職前から人間性を高め,地域に関心を寄せることが,まったく違った人生をスタートさせる近道ではないでしょうか。

精神科認定看護師
実践レポート

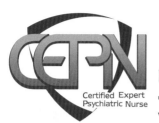

公益財団法人復康会
沼津中央病院（静岡県沼津市）
精神科認定看護師
杉本雅之
すぎもと まさゆき

5
患者とともに考える
ふと気づいた場面を大切にした対話

資格取得後の実践の変化

　沼津中央病院（以下，当院）には精神科認定看護師が3名在籍し，現場で実践力の底上げに尽力している。筆者は，2016（平成28）年に精神科認定看護師となり，精神一般病棟で，自分の知識や技術を現場教育として発信，そのほかに相談，外部講師，研究などを行っている。

　資格取得前と比べ，①看護理論をアセスメントに取り入れ，実践に活用，応用，説明できるようになった，②状況に巻き込まれても，相互作用を利用し援助できるようになった，③直感から状況理解を深め，仮説を立てて実践できるようになった。今回，A氏の実践において，ふと気づいた場面をアセスメントし，看護計画をA氏と共有することが有効であった実践を報告する。事例は年齢・家族構成・固有名詞など，対象者が特定されないよう配慮した。

事例紹介

1) 対話とアセスメントによる看護計画立案

　A氏，40代女性，統合失調感情障害，境界性人格障害，IQは60台である。幼少時より自傷他害行為をくり返していた。今回は幻覚妄想状態で自殺未遂のために入院した。A氏と家族の経済状況は貧しく，ある宗教を信仰している。

　A氏は易怒性が高く，スタッフを見るとすぐ「神の敵！」と怒り出し，家族にもすぐに興奮する。そのため，家族はA氏に内緒で転居し，自宅退院や経済的援助を拒否した。信仰による影響で，家族が来院するとA氏は罵声を浴びせるが，来なくなると「捨てられた」と自暴自棄になる日が続いた。入院前はアクセサリーを作成しており，また障害年金による収入はあるが経済的に困窮している。しかし，A氏は生活保護や施設入居は断固拒否した。

(1) A氏への説明，情報収集とアセスメント

　当院では，オレム＝アンダーウッドモデルを改変し，13項目から構成される生活行動評価表を使用している。今回の実践を中心に4項目について，その情報を表に整理した（表1）。A氏は「病院は勝手に私の人生を決める」と話すため，I（アイ）メッセージを用いて簡単な言葉で説明し，そのつどフィードバックをもらった。

表1　A氏の生活行動表（一部抜粋）

		客観的・主観的情報	分析・解釈	レベル
水・食物		S：「病院がストレス」「全然足りない」「腹減るとぶっ壊したくなる」 O：糖尿病, HbA1c6.5%, 間食は自己管理だが1日ともたないときもある。	空腹時に気持ちが高ぶり, 攻撃的になることが多い。糖尿病のコントロールは不良だが, 知的障害があり制限の強要は望ましくない。本人と話し合い, 多職種で協働する。	一部代償
対人関係 意思伝達		S：「それって私のせいですか？」「家族とは本当は穏やかに会いたい, 一緒に暮らしたい」「怒鳴って話すとスッキリする」 O：家族や宗教的な話には乗るが, それ以外には激高する。幼少時よりひきこもり。	幼少時の体験, 知的障害の影響により, 自我の成熟度が低い。他者を敵とみなし攻撃するような行動が頻繁にみられるが, 自分の意思を明確に伝える力はある。まずは味方であるというメッセージを送り, ともに考える姿勢で, 関係性を構築する。	一部代償
精神症状		S：「私の敵は神の敵」「考えがまとまらずイライラする」「家族が来ると怒ってしまうが私の言うことを聞かないから死にたくなる」「怒るのは神に背くから」 O：統合失調感情障害, IQ60台。常に怒り口調。	精神症状と知的障害があり, 特に気分のムラと思考障害が著しく, 短絡的で激高しやすく他罰的な傾向になりやすいと考える。本人の興味のある信仰を切り口に, 本人にわかりやすい言葉を用い, 猜疑心が薄れるようにかかわる。	一部代償
金銭管理		S：「退院すればアクセサリーつくって稼げる。神のおぼしめし」「入院のせいで金がなくなる」「生活保護はイヤ」 O：障害年金2級受給中。入院費や諸雑費は本人が払う。	病状や知的障害のため思考は短絡的ではあるが, 信頼関係にもとづく支援を受けることで本人なりの生活を送ることは可能と考える。	一部代償

(2) 怒声のなかにあったきっかけ

　A氏は常に声を荒げていた。しかし, 食後下膳の際, 神の話や家族に捨てられたくないと話していた。そのとき, 声のトーンが下がることに「ふと」気がついた。A氏は家族から見捨てられると心配していること, 空腹時はイライラしているため, 食後に話し合うほうがいいのではとアセスメントした。そこで, 信頼関係の形成のために, まずA氏の信仰を聞くことにした。

(3) 看護計画の立案とゴールの設定

　看護師が近づきすぎて威圧感を与えない程度の距離で声のトーンを工夫し, 食後にA氏の話を聞いた。A氏は「これも神のおぼしめし」と徐々に話に応じるようになった。A氏との対話をとおして, 看護計画とゴールを設定し, 退院までのロードマップを共有した（表2）。

2) 実施から退院まで

(1) 信仰

　食後に担当看護師が話を聞くと, 他人の力を借りることを極端に嫌っていたが, 徐々に「他人の力を借りることは教えに背くことではない」と話すようになった。

(2) 家族関係

　A氏と家族が手紙で連絡をとりあうなかで, A氏自身が暴力はいけないと思っていることが家族に伝わり, 再来院した。話し合いでお互いに気持ちを吐露し, 家族はA氏を心配しているが, 援助や同居は行わないことになった。

(3) 易怒興奮

　少しずつ穏やかに話ができるようになったが,「狭い部屋」で話し合いを行ったときに興奮した。そのとき, 看護師はゆっくりと, 低い声

表2　A氏と共有した看護計画

ゴールの設定	新居を探して1人暮らしができる
看護計画	#1　信仰を大事にし，思いを言葉にすることができる #2　家族と仲よく過ごせる時間がもてる #3　易怒興奮せず，自分の思いを言葉にすることができる #4　人に干渉されず自分の好きなことができる生活がみつけられる

で，A氏の気持ちに焦点をあて，本人にフィードバックした。狭い部屋で興奮することに疑問を抱き，成育歴などを傾聴したところ，父親から納戸で継続的に暴力を受けていたことが判明した。その後，話し合いは広い部屋で行い，お互いに距離がとれるようにした。また，会話のなかで感情を言葉にすることを実践し，徐々に激高せずに話ができるようになった。

（4）ロードマップ

A氏は「家族と時々会えればいい，一緒だとケンカになる」と気づき，単身生活を決心した。母親は条件つきでアパートの保証人となった。退院前訪問を使用し，物件を見つけ，各種手続きをA氏とともに多職種で支援した。

（5）結果

A氏が希望する住居に単身で退院して以降，再入院はない。家族との関係は保たれており，外来受診にも定期的に来院しながらアクセサリーを作成し，生計を立てている。

3）考察

A氏がほんの少しだけ穏やかになるきっかけとタイミングを看護師が見つけ，A氏の信念を肯定したことが信頼関係のきっかけとなったと考える。A氏とともに目標や看護計画を立案し

たことも，A氏自身が考えて，自分の生活を考える土台づくりになったのではないだろうか。

また，日々の看護のなかで，A氏とかかわりながら，ふと気づいたその場面で情報収集・アセスメントをしなおし，その場に合わせて実践を変えていくことをくり返し，A氏らしさを尊重したアプローチを行った。特に，A氏の易怒性に対して，感情を言葉で表現する支援を行うことで，最終的にA氏が自分の思いを確認することを促し，希望を明確にするうえで役立った。そして，家族との関係性を修正した形でのロードマップ形成に結びついたと考える。

4）今後の課題

看護過程においてアセスメントは看護師が考えた仮説であり，看護計画はその仮説にもとづいて立案される。その仮説が適切であるかを判断するために，日々の実践をフィードバックする必要がある。そのために対象者と対話を重ね，その情報や状況をアセスメントし続けなければならない。今後も当事者の声をていねいに聞きながら，相互作用を通じ，多角的なアセスメントと実践を対象者と協働できるよう，経験を重ねていきたいと考えている。

〈引用・参考文献〉
1）吉浜文洋：看護的思考の探求―「医療の不確実性」とプラグマティズム．ゆみる出版，2018.
2）パトリシア・ベナー，ジュディス・ルーベル，難波卓志訳：ベナー／ルーベル現象学的人間論と看護．医学書院，1999.
3）ドナルド・ショーン，佐藤学，秋田喜代美訳：専門家の知恵―反省的実践家は行為しながら考える．ゆみる出版，2001.
4）ゲーリー・ロルフ，塚本明子訳：看護実践のアポリア―D・ショーン《省察的実践論》の挑戦．ゆみる出版，2017.

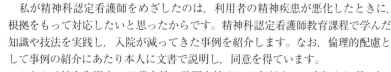

精神科認定看護師，地域ケアの現場から

　最近は地域で活躍する精神科認定看護師が増え，833名中65名が訪問看護ステーションに勤務しています。最近は入院期間の短期化に伴い，訪問看護ステーションで退院直後の方を支える機会が増えています。

地域での生活に安心を届ける訪問看護
—安心感があるから強くなれる

　私が精神科認定看護師をめざしたのは，利用者の精神疾患が悪化したときに，根拠をもって対応したいと思ったからです。精神科認定看護師教育課程で学んだ知識や技法を実践し，入院が減ってきた事例を紹介します。なお，倫理的配慮として事例の紹介にあたり本人に文書で説明し，同意を得ています。

　Aさんは統合失調症の30代女性。訪問を始めて10年以上で，当初からずっと1人暮らしを希望しています。毎年1～2回程度入院をしていましたが，ここ2年半は入院せずにいました。しかし幻覚症状のつらさから逃れるため過量服用し，ER病棟に2日間入院しました。内服調整を在宅で受け継ぐ形で退院となり，精神特別訪問看護指示書で2週間毎日訪問しました。

　悪口を言われる幻聴，黒い人に囲まれている恐怖心，食道が焼けて息が苦しい身体症状，解離症状がありました。そこで，地域定着支援やチームアプローチの学びを活かし，Aさんを支えるため多職種連携を強化しました。医療面では，主治医への報告を密にして退院後2週間は毎日，精神症状，服薬状況などを伝えました。退院5日目の初回外来に，私とヘルパーが同行し，緊急訪問時に同じ対応ができるように主治医から幻覚症状ごとに頓服薬の指示をもらいました。

　生活面は，相談支援専門員が窓口となり，頼みの綱であるヘルパーの訪問回数を増やしました。精神症状や生活の変化を多職種で情報を共有できるようにしたことで，病状悪化時にスピード感をもって動くことができました。今回，病状が悪化しても入院せず，地域で支えたいと思えたのは，急性期から回復期までの全過程を観察できる知識を得たからです。そして，多職種でかかわって2週間後，ようやく定時薬で幻覚症状は落ち着き，急性期をなんとか脱せたと安堵しました。

　Aさんが入院せずにがんばりたかったのは，退院して1か月後に，関西に住む10年来の大切な友人に会いに行きたかったからでした。主治医の許可をもらい，家では大きなスーツケースに荷物が少しずつ詰め込まれ，調子が戻ってきたようでした。

　旅行に行く10日前，Aさんから「就労は，いまはできていないけど，ずっと秘めています」「相談できると安心するし強くなれる。入院に頼らずやっていきたいです」と聞けて，Aさんの望むあるべき姿に向かっていると思いました。

　今回の事例から，Aさんだけでなく支援する側も，さまざまな人とのかかわりから安心感を得て強くなれるという学びを得ることができました。

川越市医師会訪問看護ステーション（埼玉県川越市）　髙橋架代　たかはし かよ

精神科看護
THE JAPANESE JOURNAL OF PSYCHIATRIC NURSING

NEXT ISSUE
次号予告
2020年8月20日発売

2020 9

特集

目立たない，けど
"ツウ"な看護師

培ったケア技術の伝達―あなたの看護を死蔵させない
新人看護師は見ている！―あのセンパイ看護師のスゴイところ
あなたの発信がチームを変える―提案する勇気
その能力をチームに活かす・受け入れる管理術

EDITING POST SCRIPT

◆この編集後記を着筆したときは梅雨も真っ最中で，今回の熊本豪雨に被災されたみなさまには心よりお見舞い申し上げます。近年の災害の多さにはやるせなさを感じるばかりです。何か音楽でも聞いて気持ちを落ちつけたいと，昔好んで聞いていたCDを掘り出すなどしています。「あ，自分は結構この曲から影響を受けていたんだな」など再発見もあり，時の経過のありがたさを感じられるようになったと成長（？）をかみしめております。　　　　　　　　　　（C）

◆病棟のなかの取材ができなくなって数か月。多くの病棟に入らせてもらいましたが，不思議に記憶に残るのは，看護師さんや患者さんのふとした様子なのです。たとえば，看護師さんと患者さんの半ば言い合いのようなやりとりの後の，ナースステーションで，ホールで，それぞれが醸し出す，やりきれなさのようなもの。場のリアリティ。これはなかなか遠隔では感じられません。どうしたものか。（S）

■お詫びと訂正
2020年6月号p.024に掲載した研究報告において執筆者の氏名表記に誤りがありました。お詫びして訂正いたします。
　　誤）「滝 千代」
　　正）「滝 知代」

STAFF

◆編集委員会（五十音順）
金子亜矢子（一般社団法人日本精神科看護協会）
小宮浩美（千葉県立保健医療大学健康科学部）
佐藤恵美子（一般財団法人聖マリアンナ会東横惠愛病院）
早川幸男（一般社団法人日本精神科看護協会）
中村博文（茨城県立医療大学保健医療学部）
◆協力　一般社団法人日本精神科看護協会
◆EDITOR
霜田 薫／千葉頌子
◆DESIGNER　田中律子／浅井 健
◆ILLUSTRATOR　BIKKE
◆発行所
（株）精神看護出版
〒140-0001　東京都品川区北品川1-13-10
　　　　　　ストークビル北品川5F
TEL.03-5715-3545／FAX.03-5715-3546
http://www.seishinkango.co.jp/
E-mail　info@seishinkango.co.jp
◆印刷　山浦印刷株式会社

2020年8月号　vol.47　No.8　通巻335号
2020年7月20日発行
定価(1,000円＋税)
ISBN978-4-86294-239-5

精神科看護

定期購読のご案内　月刊「精神科看護」は定期購読をおすすめします。送料，手数料は無料でご指定のご住所へお送りいたします。バックナンバーからのお申し込みも可能です。購読料，各号の内容，申し込み方法などは小社webサイト（http://www.seishinkango.co.jp/）をご確認ください。

「精神科看護」定期購読申し込み用払込取扱票

平素はご愛読いただき、誠にありがとうございます。本票にて定期購読のお申し込みを承ります。書店にて定期購読をお申し込みされる場合は、この払込取扱票は使用しないようにお願いいたします。なお、下記の定期購読料には送料、消費税が含まれております。

◆ 2020年12月31日まで、下記の購読料となります。

【お問い合わせ】精神看護出版 営業企画部　TEL：03-5715-3545　e-MAIL：info@seishinkango.co.jp

※ご記入いただいたお客様の個人情報は、ご注文商品の送付や小社のサービス提供、改善の目的以外に使用することはございません。

払込取扱票

02	東京

口座番号	0 0 1 5 0 - 6 - 1 6 2 9 0 8

加入者名　株式会社 精神看護出版

		金額	千	百	十	万	千	百	十	円	特殊取扱
		料金									

通常払込料金加入者負担

※印の欄は、払込人においてご記載ください。

通信欄

「精神科看護」定期購読申し込み（12ヵ月分）

　　　年　　　月号 通巻　　　号より □増刊号あり 15,400円　申込みます。
　　　　　　　　　　　　　　　　　　 □増刊号なし 13,200円

©2020年増刊号
タイトル：「精神科訪問看護（仮）」

＊2020年12月31日まで有効

注 □内に✓をつけてください。
注 この払込取扱票は、定期購読専用です。

□自宅 □勤務先

払込人住所氏名
ご住所　〒　　　-

ご施設名
TEL　　　-　　　-

お名前

受付局日附印

裏面の注意事項をお読み下さい。（郵政事業庁）（私製承認東第39998号）
これより下部には何も記入しないでください。

払込金受領証

口座番号	0 0 1 5 0 - 6 - 1 6 2 9 0 8

加入者名　株式会社 精神看護出版

金額	千	百	十	万	千	百	十	円

通常払込料金加入者負担

払込人住所氏名

料金

特殊取扱

受付局日附印

記載事項を訂正した場合は、その箇所に郵便局にお届けの訂正印を押してください。

切り取らないでお出しください。

この受領証は、郵便局で機械処理をした場合は郵便振替の払込みの証拠となるものですから大切に保存してください。

（ご注意）
この払込書は、機械で処理しますので、本票を汚したり、折り曲げたりしないでください。

・この払込書をお預けになるときは、引替えに預り証を必ずお受け取りください。

・ご不明な点がございましたらリーダイヤル（0120−108420）へお問い合わせください。

（郵政事業庁）

この払込取扱票の裏面には、何も記載しないでください。